60歳からの「少食」でも病気にならない食べ方

森由香子

青春新書 PLAYBOOKS

はじめに

60歳くらいになると、以前ほど食欲が湧かなくなった、食べる量が減った、そもそも料理をするのが億劫になったという人が、ぐっと増えます。

実は、私自身がその一人です。

同世代の同僚や友人たちも、皆、「少食になった」「料理が面倒になった」と口をそろえます。

でも、私たちが60歳を過ぎてもずっと健康でい続けるためには、ある程度エネルギー量があって、栄養バランスが整っている食事を毎日きちんととることが非常に大切です。

人は、骨と筋肉がしっかりしていて動ける体を維持していないと、知らず知らずのうちに運動量も減って、その結果、生活習慣病や認知症、要介護状態の一歩手前の

「フレイル」などになりやすくなってしまいます。

実際、私はクリニックなどで患者さんの栄養相談を受けていますが、元気のない方ほど食べる量が少なく、食事の栄養バランスもとれていない印象です。

そこで私は、自分のために、そして私と同じように感じている同世代の方々のために、60歳以上でも「がんばらず」に作れて、「少量」でも栄養バランスが整い、健康を維持できる食べ方の工夫を、いろいろと模索してきました。

そうやって私自身が集めてきた、少食でも病気にならない食事のコツやアイデアを、「食べ方の工夫」「調理の工夫」「食材の工夫」「買い物の工夫」の各項目に振り分け、実践しやすい内容に整理したのが、本書です。

ここで強調しておきたいのは、本書でご紹介している食べ方は、70代、80代以上の高齢者の方々と一緒に暮らしているご家族の皆さんにも、参考にしていただきたい内容になっている点です。

実は私自身、近年になって、80歳を超えた1人暮らしの高齢の母親と数十年ぶりに同居するようになりました。

以前は料理好きだった母でしたが、ここ数年の間にすっかり自炊が面倒になってしまったようで、私が何を食べているか確認すると、「今日の昼食はビスケットで済ませた」とか「お腹が空かなかったから食べなかった」と言ったりして、大変驚きました。

すっかり少食になって栄養バランスが崩れかけている母を見て、このままにしておくわけにはいかないと切実に感じたことも、本書を作ることになった大きなきっかけです。

ページをめくっていただくとわかると思いますが、ご紹介しているのは、どれも手軽に今すぐはじめられる工夫ばかりです。もちろん、全部取り入れる必要はありません。やりやすいと思ったものから、気楽にトライしていただけば、少しずつ栄養バランスが整い、病気にならない体になっていくはずです。

60歳になったら、もう料理や食事の内容で頭を悩ますのはやめましょう。本書の内容を実践して、ラクに楽しく、おいしく、少食でも病気にならない食べ方を実践していただきたいと思います。

第1章

少食でも病気にならない「食べ方の工夫」

第2章 少食でも病気にならない「調理の工夫」

第3章

少食でも病気にならない「食材の工夫」

第4章 少食でも病気にならない「買い物の工夫」

本文デザイン／青木佐和子
編集協力／上原章江

第1章

少食でも病気にならない「食べ方の工夫」

朝はゆで卵とキウイフルーツだけでもOKだった！

年齢が上がってくると、どうしても落ちていく筋肉。

筋肉を作るためにもっとも大切な栄養素がたんぱく質であることは、皆さんもご存じでしょう。たんぱく質は、できれば朝、昼、晩としっかり摂っていただきたいのですが、特に重要なのが朝食です。朝食を食べていない方のためにも、なぜ朝食でたんぱく質を補給する必要があるのか、簡単に説明しておきましょう。

筋肉の合成に欠かせないのが、食事で摂ったたんぱく質から分解・吸収されるアミノ酸です。アミノ酸は、体内で私たちの健康を維持するためにさまざまな働きをしていて、寝ている間も使われ続けています。そのため、朝起きて朝食を食べる前が、もっともアミノ酸が不足している時間帯になります。朝食でたんぱく質を食べてアミノ酸を補給しないと、私たちの体は自分の筋肉を分解してアミノ酸として使ってしまい、筋肉が減ってしまう恐れがあるのです。

そこで、「そうはいっても、朝からそんなに食べられない」「朝食を準備する余裕がない」という方に、これだけ食べておけばとりあえずは○、という食事をご紹介しましょう。

それは、ゆで卵とキウイフルーツの組み合わせです。

卵はたんぱく質が補給できるだけでなく、ビタミンA、ビタミンB群、ビタミンD、ビタミンEも含んでいる非常に優れた食品です。一方、キウイフルーツには、体内でビタミンAに変わるβ-カロテン、ビタミンC、ビタミンE、そして食物繊維が豊富に含まれています。卵にはビタミンCと食物繊維だけが含まれていないので、キウイフルーツを一緒に食べることで、栄養素が見事に整うのです。

ゆで卵はゆでるだけで食べられますし、コンビニでも買えます。キウイフルーツは横半分にカットすれば、スプーンですくって簡単に食べられます。

朝食を敬遠気味だった方も、これなら気軽に試していただけるはずです。

朝はどうしても食欲がない…
せめて、思い切って、菓子パンのススメ

少食の方や、中高年になって食が細くなってしまった方は、「どうしても食欲がない」と言って、朝食をパスしてしまうことがあるでしょう。

でも、朝食を食べることは、私たちの体と頭にとって、本当に重要です。私たちは寝ている間にもエネルギーをどんどん使っていますから、朝起きたときには、エネルギー不足の状態です。もしそのまま、散歩に出たり、仕事や家事をはじめたりすると、体は足りないエネルギーを補おうとして蓄えていた脂肪や筋肉を分解するしかなくなります。

「脂肪なら分解されてもいいや」と言えるのは、若くて太り気味の方だけです。中高年になったら多少は脂肪がついていたほうが健康的ですし、エネルギー不足で筋肉が落ちていくと、要介護状態の一歩手前といわれるフレイルに少しずつ近づいていくこ

とになりかねません。

そこで、私からの提案です。どうしても朝食が食べられないときは、デニッシュなどの甘い菓子パンでも良いので食べてください。

実は、甘い菓子パンは、栄養学ではお菓子の扱いで、「心の栄養を摂るためのもの」とされ、「体の栄養を摂るためのもの」としては推奨されていません。糖質や脂質が多過ぎるからです。

でも、どうしても朝食を作れないときや、食欲はないけれど菓子パンなら食べられそうだというときは、それでもいいので食べてください。すぐにエネルギーを摂取できます。

ただし、菓子パンだけでは栄養のバランスはまったく整いませんし、毎日続ければ、確実に糖質と脂質の摂り過ぎになります。あくまでも、「どうしても……」というときの緊急対策として、「いざというときは、これも有り」くらいにとらえておいていただきたいと思います。

1人用のミキサーがあると、不思議と栄養が整う理由

改めて言うまでもなく、私たちは毎日野菜をたっぷり食べる必要があります。野菜類には、ビタミン類やミネラル類、食物繊維、そして体をサビさせない抗酸化作用の高いカロテノイド類やポリフェノール類などが豊富に含まれているからです。

とはいえ、「1日に必要な野菜の量」と言われている350gの野菜をテレビなどで見て、「こんなに食べられない！」と思われた方が多いのではないでしょうか。

野菜をたくさん食べるのに手っ取り早いのは、やっぱりミキサーでジュースにしていただく方法です。

「ミキサーは手入れが面倒だし、野菜の準備も手間がかかる」とおっしゃる方が少なくないのですが、1人用のミキサーであれば、そうした問題はすべて解決します。シンプルな構造なので手入れが簡単。容器がそのままカップになっているものもあり、

扱いが非常にラク。しかも価格もリーズナブルです。

材料は、レタス類や小松菜など、洗ってちぎるだけで食べられる葉物野菜を中心にすれば、手間がかかりません。ミニトマトのヘタをとって入れるのもよいでしょう。包丁を使うのが面倒でなければ、にんじんやパプリカ、ブロッコリーなど、ほかの野菜もいろいろ入れてください。

さらに、バナナを入れると糖質や食物繊維がプラスされる上、味が良くなって飲みやすくなります。豆乳や牛乳を入れると、たんぱく質も補給できて栄養価が一段とアップします。

中高年になると歯の調子が悪い人も増えてくるので、しっかり噛まないと食べられない生野菜は敬遠される傾向にあります。ミキサーにかければ噛まなくてもたくさんの野菜が食べられますし、普通に食べるよりも消化吸収も良くなります。

私は以前、胃を切除し、歯も入れ歯でなかなか生野菜などが食べられなかった父に1人用ミキサーをプレゼントしたことがあります。自分で生野菜などをミキサーにかけて摂るようになり、とても喜ばれました。

間食は牛乳や乳製品、季節の果物で栄養補給

特に女性にありがちなのですが、少食になってくると、食事をおろそかにして、間食に洋菓子や和菓子を毎日のように食べている方がいらっしゃいます。

たとえば、午前中のお茶の時間に饅頭を食べてしまい、それでお腹がいっぱいになって昼食が食べられなくなってしまうのです。昼食をあまり食べないと、今度は午後にお腹が空いてきて、また3時頃にクッキーやケーキを食べてしまう……。するとまた夕食が食べられなくなる、悪循環です。

間食で和菓子や洋菓子ばかり食べていると、糖質と脂質が摂りやすいのでエネルギーは確保できます。しかし一般的な菓子類では、健康な体の維持に必要なたんぱく質、ビタミン類、ミネラル類などはほとんど摂れません。それどころか、間食に甘いお菓子を食べる習慣を続けていると、糖質と脂質の摂り過ぎで肥満、糖尿病、高血圧症な

どの生活習慣病になる可能性が日に日に高まります。

間食は少食になってくる中高年の方々にとって、栄養を補給する大切な時間です。上手に活用して、食事だけでは不足しがちな栄養素を摂る食べ方に変えていきましょう。

栄養を整えるのに最適な間食は、お菓子ではなく、牛乳・乳製品と旬の果物です。

牛乳・乳製品は、多くの人が不足しているカルシウムが補給できます。ホットミルクでもいいですし、糖分の少ないヨーグルト、チーズなどが良いでしょう。

果物は、全般にビタミンCの補給に役立ちます。ビタミンCは抗酸化作用が高いだけでなく、体内でコラーゲンが生成されるときにも必要で、若さと健康を維持するさまざまな働きをしています。水溶性のビタミンなので一定量摂ると尿と一緒に流れてしまいます。小まめに摂取する必要があるので、間食で補充するのが得策です。

果物はおいしくて栄養豊富ですが、少々価格が高いのが玉にキズです。でも、旬の果物であれば、比較的安く売り出されていることが多いですし、何より栄養価が普段よりもアップしているものが多いです。

では、午前と午後の間食プランのポイントを挙げておきましょう。

午前の間食には、季節の果物で、主にビタミンCを補給。日中に日を浴びることでシミの原因となるメラニンの増加を防ぎます。また、果物を食べると体の機能維持に役立つカリウムと脳の活動に必要なエネルギーである糖質も一緒に補給できるので、一日の活動に備えることができます。

午後はカルシウムの吸収が良くなるので、午後の間食には牛乳や乳製品が向いています。カルシウムやたんぱく質を補給することで、年齢を重ねることで衰えがちな骨や筋肉の機能維持にも役立ちます。

朝、昼、晩の3食にこだわらず、残ったらおやつに食べる

食が細い人は、一般的な量の朝食、昼食、夕食の3食を完食するのは難しいでしょう。「食べなければ！」という気持ちが先立って、せっかくの食事の時間が重荷になってしまうこともあるようです。

そんな方にぜひお伝えしたいのが、朝、昼、晩の食事をその都度完食しようと思う必要はないということです。心地よく食べられるだけ食べたら、あとは残ったものを小皿などに盛ってとっておきましょう。そして、お腹が空いたな、何か食べたいなと思ったときに、お菓子などではなく、残しておいた食事を食べるのです。

こうすれば、食事が毎食つらくなることもなく、余分な糖質や脂質を摂らずに、しっかり栄養が補給できます。最初から食事の量を減らしてしまうのではなく、「残しても大丈夫」と思って、自分のペースで無理なく食事をしてください。

むく手間が減って栄養価が上がる！りんごの新しい切り方

さまざまなビタミン類はもちろん、抗酸化作用が高いカロテノイド類やポリフェノール類などが豊富な果物。果物に含まれる果糖は中性脂肪になりやすいため、果物のとり過ぎに注意が促されましたが、食べ過ぎなければ、重要な栄養源になることは間違いありません。ぜひ毎日、200gくらいは食べていただきたいと思います。

果物といえば、みかんと共にどこのご家庭でもよく食べられているのが、りんごでしょう。ただ、栄養相談でお話をうかがっていると、「りんごは好きだけれど、だんだん皮をむくのが面倒になってきて、食べなくなった」とか、「家族が出してくれれば食べるけれど、自分からは食べなくなった」という方が増えているようです。

確かに、りんごの皮をくるりとむいてカットして芯をとるのは、ちょっと面倒ですね。

そこでご紹介したいのが、皮をむく手間が省けて、しかも栄養価もアップする、最近話題のりんごの切り方です。

青森県で「スターカット」と呼ばれている切り方で、洗ったりんごをカッティングボードの上に横に置き、そのまま包丁で薄切りにしていくのです。厚さは3〜5ミリくらいが食べやすくておすすめです。輪切りにした中心が星のマークに似ていることから、この名前があります。

こうすると、切るのは簡単ですし、サクサクと手軽に、芯ぎりぎりまで食べられます。皮も細いので食べてもほとんど気になりません。

果物の皮には、ポリフェノール類や食物繊維がたくさん含まれていますし、果肉の栄養も皮に近いほど多い傾向があります。皮には免疫力向上や腸内環境を整える力があると考えられている酢酸菌も豊富なので、むかずに食べたほうが、何かと体に良いのです。

りんごだけではなく、なし、洋なしなどでもお試しください。

ごはんの代わりに冷凍かぼちゃ⁉ さまざまな栄養素がまとめて摂れる

少食の方の中には、「ごはんを炊くのが面倒」「そもそも、ごはんがあまり好きではない」という人が、ときどきいらっしゃいます。一時流行した糖質制限の影響もあって、炭水化物は体に良くないと思っている方もいらっしゃいます。

しかし、ごはんなどの炭水化物は、私たちの大事なエネルギー源です。炭水化物が不足していると、脳も体もしっかり働いてくれません。知らず知らずのうちに運動不足が加速し、骨や筋力も衰えていきます。

また、エネルギー不足のまま運動などしてしまうと、体は足りないエネルギーを、筋肉を分解することで得ようとします。ですから、筋肉維持のためにも、炭水化物を摂ることは重要なのです。

それでもごはんを炊くのが面倒という人、ごはんだとすぐお腹がいっぱいになってしまうという人は、ごはんの代わりに、かぼちゃで炭水化物を補給してはいかがでしょうか。

かぼちゃは「糖尿病食事療法のための食品交換表」では、野菜ではなく炭水化物の扱いです。その上、β-カロテン、ビタミンC、ビタミンEといった抗酸化作用のある栄養素や、腸内環境を整えてくれる食物繊維までしっかり摂れます。

もちろん生のかぼちゃでも良いのですが、おすすめは市販の冷凍かぼちゃ。生のかぼちゃは硬くて調理しにくいですが、冷凍かぼちゃは食べやすい大きさにカットしてあるので、必要な量だけ器に入れて、レンジで温めるだけですぐに食べられます。

何も味をつけずにごはんの代わりにして、ほかのおかずと一緒に食べましょう。和食のおかずがあって、「パンだと合わない」というときにも便利です。

また、時間がない朝は、冷凍かぼちゃを電子レンジであたため、ツナ缶で和えていただくだけでもOK。ツナ缶はオイル入りを使用しましょう。これだけで、炭水化物、たんぱく質、脂質が摂れ、エネルギーが補給できます。

少食の人が選びたい、〝栄養価〟が高い食品とは

日頃からたくさん食べられない人は、無理にたくさん食べようとすると胃もたれや下痢を起こして、余計に少食になってしまいます。そういう方は、少量でもしっかりエネルギーやたんぱく質が摂れる栄養価が高い食品やメニューを選んで、食べられる量だけ食べるようにしましょう。

たとえば、食パンよりクロワッサン、ごはんよりチャーハンやピラフやリゾット、ざるそばやかけうどんより天ぷらそばやきつねうどんを食べたほうが、エネルギーを少量で効率良く補給できます。

要するに、一般的なダイエットと反対の考え方で食品を選べばいいのです。普通の人は、エネルギーの摂り過ぎに注意を払う必要がありますが、少食の人は食べる全体量が少ないので、エネルギーをしっかり摂れるメニューを選ぶべきです。

もちろん、どうせ食べるなら、たんぱく質もより多く摂れるメニューが理想的です。たとえば、ペペロンチーノよりミートソース、湯豆腐より麻婆豆腐、ポテトサラダより卵サラダ、フルーツサンドよりツナサンド、山菜うどんよりもけんちんうどんといった具合です。

たんぱく質といえば、肉や魚、卵、大豆・大豆製品が真っ先に頭に浮かぶと思いますが、実は、野菜や果物にもたんぱく質が豊富なものがあります。ブロッコリー、枝豆、グリンピース、ほうれん草、大豆もやし、カリフラワー、かぼちゃ、アボカドなどです。

副菜に1品プラスするなら、小松菜のおひたしよりほうれん草のバター炒め、さといもの煮物よりかぼちゃの煮物、トマトサラダよりアボカドサラダなどなど……。メニュー選びの際の参考にしてみてください。

プロテインパウダーをチョイ足しで、たんぱく質を補う

少食の人は、肉が苦手な印象を受けます。「もともと肉はあまり好きではない」という方もいれば、「嫌いではないけれど、量はそんなに食べられない」という声をよく聞きます。しかし、肉を敬遠していれば、どうしてもたんぱく質が不足してしまいます。

1日に必要なたんぱく質の推奨量は、18〜64歳の男性は65g、65歳以上の男性は60g、18歳以上の女性は50gです。また、たんぱく質は一度にまとめて食べるのではなく、毎食少なくとも20gずつ1日3食、いろいろな食材で摂るのが理想的です。つまり、ざっくり1食20gのたんぱく質を摂りたいわけです。

たんぱく質20gといえば、牛ひき肉なら140g、鶏もも肉（皮つき）で120g、豚もも肉（脂身つき）で100gです。さけなら110g（厚めの1切れ）ですが、

あじだと120g（2尾・可食部）、バナメイエビだと120g（大7尾）で、木綿豆腐なら300gでたっぷり1丁です。

いかがでしょう。1日に必要なたんぱく質を、毎日3食しっかり振り分けて食べるのは、実際のところ簡単なことではないと思います。普通の人でも難しいのですから、少食の人はなおさらでしょう。

そこで、少食な人でもたんぱく質を手軽に摂れる、食べ方のアイデアをご紹介しましょう。

できるだけ味のないタイプのプロテインパウダーを選び、牛乳、みそ汁、スープ、シチュー、カレーなどに大さじ1杯くらい混ぜてたんぱく質を補給するのです。ポテトサラダに混ぜたり、お好み焼きやパンケーキを作るときに加えてから焼いたりといった食べ方もできます。

食品からしっかりたんぱく質を補給するのが理想的ですが、毎日たんぱく質の補給に頭を悩ますくらいなら、プロテインパウダーに頼るのも一案だと思います。

また、中高年になってくると、肉を増やすとコレステロールや飽和脂肪酸などの脂質が気になる方、魚の塩焼きなどを増やすと塩分が気になる方もいらっしゃると思います。その点、みそ汁などにプロテインパウダーを入れれば、たんぱく質だけをアップできます。

たんぱく質強化型のインスタントスープやみそ汁も市販されていますので、これを常備しておいてもよいでしょう。

プロテインパウダーにはいくつか種類があり、できるだけ脂質が少なく、低エネルギーのものを選んでください。おすすめは牛乳からできているホエイプロテインです。このプロテインは、筋肉を作るアミノ酸であるロイシンを多く含んでおり、食べて30分から2時間ほどで筋肉に働きかけ、筋肉たんぱく質の合成を活性化します。

プロテインパウダーは商品によってたんぱく質の含有量が異なりますが、大さじ1杯につき3〜5gくらい含まれているものが多いようです。工夫してプロテインパウダーを1日2食、仮に大さじ2分の1杯ずつ使ったなら、商品次第でたんぱく質量を毎日5gアップできます。

食が細い人ほど、MCTオイル、MCTパウダーを常備したい

脂肪が体につきにくい油として、近年知られるようになったMCTオイル。ダイエットに効果的と宣伝されることもあって、食が細くやせ気味の人にはあまり関係のない油と思われていることが多いようです。

しかしこれは、完全な間違い。実はMCTオイルは、食が細い人や、病中病後で体力がない人、疲れやすい人にこそ摂っていただきたい、少量でもエネルギーを底上げできる油なのです。

脂質の構成成分のひとつに脂肪酸があります。脂肪酸は長さの分類で、短鎖、中鎖、長鎖に分類され、MCTオイルは中鎖脂肪酸に分類されます。中鎖脂肪酸は、不飽和脂肪酸などの長鎖脂肪酸と代謝経路が全く異なっているのが大きな特徴です。

長鎖脂肪酸は腸から吸収されたあと、体内を巡って肝臓に届きます。そのため、体

内を巡る間に体中の細胞に油が分散されて、脂肪になりやすい傾向にあります。

これに比べて中鎖脂肪酸は、腸から吸収されるとすぐに肝臓に届くため、即エネルギーになりやすく、かつ体内で脂肪になりにくいのです。

ですから、MCTオイルは病院で入院患者様への食事や、高齢者介護施設の食事によく活用されています。

MCTオイルには味も香りもほとんどないので、どんな料理に混ぜても気づかれません。パウダータイプと液体タイプがありますが、それぞれ自分が使いやすいものをひとつ常備しておいて、食事の際にプラスしてみてください。

たとえば、炊き上がったごはんやみそ汁、サラダ、おかずに混ぜるなど、簡単に食事に取り入れられると思います。

焼きそばやチャーハンなどの炒め物に加えてもよいのですが、MCTオイルは熱に弱いので、火を止めてから加えて混ぜるようにしてください。

ただし、MCTオイルも油に変わりないので、摂り過ぎは禁物です。1日大さじ1杯くらいを目安に使いましょう。

野菜を天日干しに。カサが減って、栄養はギュッと濃縮

栄養バランスを整える上で、なかなか摂れないのが野菜でしょう。一般的に、1日350gの野菜を食べることが推奨されているので、1日3食で単純に割ると、1食120g近く食べる必要があることになります。

たとえばにんじん1本はおよそ150gですので、5分の4本食べると120gをクリアできたことになります。

でも、少食な人や、野菜をモリモリ食べられない人は、あまり重量を意識すると余計に重荷になってしまうでしょう。

そこで試していただきたいのが、野菜を天日干しにして食べる方法です。

にんじん、かぼちゃ、大根、ごぼう、れんこん、なす、パプリカ、ピーマン、オクラなどを3〜4ミリの薄切りにして、2〜3日天日干ししておくのです。

野菜を天日干しにすると、糖類やアミノ酸が増えて旨みが増すだけでなく、食物繊維をはじめ、鉄やカルシウムなどのミネラル類、ナイアシンなどのビタミンB群、ビタミンDなどの栄養素が凝縮されます。カサも減るので、その分、多めに食べることができます。

一度作っておくと、冷蔵庫で2~3日は持つので、みそ汁やスープ、煮物、炒め物などに毎食どんどん使いましょう。みそ汁や煮物などには、そのまま鍋に入れて使えます。料理するときに切る手間が省け、水分が抜けて火の通りが良くなっているので、時短にもなります。

はじめて天日干しに挑戦するなら、空気が乾燥してカビが発生しにくい冬場がおすすめです。

野菜は皮や皮の近くに栄養が詰まっているので、ぜひ皮ごとカットしてください。カットした野菜をザルなどに重ならないように並べて、風通しが良く日当たりの良いベランダなどで干します。夜は部屋に入れ、朝また出すのを2、3日くり返します。

天日干しが面倒に感じる人は、電子レンジやオーブンを使ってみましょう。

電子レンジの場合、お皿に切った野菜を並べ、ラップをせずに500Wで2分くらいずつ加熱し、水分が出たらキッチンペーパーなどで拭き取ります。目安は全体で8分前後ですが、野菜の種類や量にもよるので、様子を見ながら進めてください。ある程度加熱したら、ザルなどに載せて、室内で干しておきましょう。

オーブンの場合、天板にクッキングシートを敷いて野菜を並べ、予熱無しの100度で20〜30分が目安です。乾燥が足りなければ、加熱時間を少しずつプラスしてください。

完成した干し野菜は冷蔵庫で保存し、早めに使い切りましょう。

煮物や汁物にはそのまま使えますが、ある程度柔らかく戻して使いたいときは、軽く水洗いして水に15分か熱湯に5分くらい浸けておきます。耐熱容器に入れて水を注ぎ、軽くラップをかけて電子レンジで戻す方法もあります。目安としては、500Wで3分、600Wなら2分くらいです。

中高年にこそ、「ピクルス」の作り置きが向いている

食事指導をしていて、「野菜をもっと食べましょう」とお話しすると、「生野菜は好きでです。だから本当は食事のたびに食べたいけれど、毎日用意するのが面倒で……」そうおっしゃる中高年の方は少なくありません。

確かに、生野菜サラダを作ろうと思うと、ザル、包丁、まな板、ボウルなどを使うことになりますし、サラダ用に野菜を買っておいても食べきれずに鮮度が落ちてしまったりと、何かと扱いが面倒です。

出来合いのサラダを買ってくるのも良いのですが、家に主食と主菜がそろっていたら、「今日は野菜はないけどまあいいか……」となりがちです。

そこで私は、ピクルスを多めに作って冷蔵庫で保管し、サラダの代わりや、メイン料理の付け合わせ、野菜の小鉢の代わりに食べるようにしています。

これなら、一度作ってしまえば、いつでも冷蔵庫から出して盛りつけるだけですし、おいしいのでどんどん食べられて、野菜不足を防ぎます。

ピクルスに向いている野菜は、きゅうり、にんじん、大根、ピーマン、パプリカ、玉ねぎ、セロリ、カリフラワーなど。大根は皮をむいておきます。

ピクルス液は、鍋に酢、水、塩、粒こしょう、砂糖、ローリエなどのハーブを適量入れて作ります。一度煮立たせ、火を止めて冷ましておくだけです。

熱湯消毒した容器に刻んだ野菜を詰め、上からピクルス液を流し込みます。冷蔵庫で保管し、翌日くらいから食べられ、1週間ほど持ちます。

詳しい分量などをインターネットで検索した上で、塩分を少なめにして作ってみてください。市販のピクルスよりも減塩になり、高血圧予防にも役立ちます。味が柔らかい酢を使うときは、水を入れなくても大丈夫です。何度か作っているうちに、自分の好みの味で作れるようになります。余ってしまった野菜もピクルスにしておけば日持ちしますし、無駄なく最後まで食べきることができるでしょう。

「スパニッシュオムレツ」をおすすめする2つの理由

少食な人でも食べやすい料理のひとつに、オムレツがあります。卵とバターがあれば作れますし、手間もあまりかかりません。でも、プレーンなオムレツだけだと、ほかにもサラダやパン、スープなどをそろえないと、栄養バランスが整っているとはいえないでしょう。

だったら、ちょっと具材を用意して、1品だけで栄養バランスがバッチリ整うスパニッシュオムレツにしてみませんか。

材料は、卵のほか、市販のポテトサラダ、プチトマト、ブロッコリー、粉チーズなどです。炭水化物、たんぱく質、脂質、ビタミン、ミネラルがそろい、野菜もちゃんととれます。ほかに何も用意しなくても、栄養バランスの整った食事になるのです。これが、私がスパニッシュオムレツをおすすめする1つ目の理由です。

2つ目の理由にふれる前に、簡単に作り方をご紹介しておきましょう。スパニッシュオムレツというと、手間がかかりそうですが、材料さえあれば、フライパンひとつで作れます。

卵3～4個をボウルに解きほぐし、市販のポテトサラダ、ヘタをとったプチトマト、小房に分けたブロッコリーを適量入れ、粉チーズをふり入れ、よく混ぜます。フライパンに油をひき、熱くなったら用意した卵液を流し入れ、フタをして弱火で約10分。表面の卵が固まったら完成です。

焦げつきやすいので、フッ素樹脂加工のフライパンを使ってください。

具材は、生のじゃがいもをカットして入れても良いのですが、市販のポテトサラダにはじゃがいも以外の野菜も入っているので、野菜をとるチャンスが増えます。

市販のポテトサラダにはすでに塩味がついていますし、粉チーズを使うので、塩を入れる必要はありません。お好みでこしょうを加えても良いでしょう。

そして、私がスパニッシュオムレツをおすすめする2つ目の理由は、朝作っておくと、それだけで、朝、昼、晩と手軽に食べられることです。

たとえば、朝はメインディッシュにしてパンと食べる。昼と夜は、サイドディッシュとして食べれば、おかずを作る手間がかなり軽減されます。昼はパスタと合わせてもよいですし、夜は肉・魚料理の付け合わせにすれば、肉・魚を焼くだけで栄養バランスが整った食事が完成します。

レトルトのホワイトソースは、料理にもエネルギーアップにも便利です

洋食のもっともポピュラーなおかずといえば、肉や魚に塩こしょうをして焼いた一品でしょう。

もちろん、これだけでもたんぱく質の補給にはぴったりですし、ごはんやサラダとも良く合います。でも、少食な人の場合、肉や魚が普通の人の半分くらいだったり、おかずだけ食べてごはんは食べなかったりで、結果的にエネルギーが足りない食事に終わってしまうこともあります。

そこで、ぜひ活用していただきたいのが、レトルトのホワイトソースです。肉や魚を焼いて皿に盛りつけたら、温めたホワイトソースをさらりとかけるのです。あるいは、先に皿にホワイトソースを薄く敷いておいて、その上に焼いた肉や魚、野菜を盛りつければ、手間をかけずに、ちょっとフレンチ風のおしゃれなひと皿が作れます。

栄養的には、ホワイトソースをプラスすると、エネルギー量の底上げはもちろん、必須脂肪酸の補給に役立ちます。

必須脂肪酸とは、体内で合成できないため食事から必ず摂る必要がある脂肪酸のことで、n−3系脂肪酸やn−6系脂肪酸があります。必須というだけあって、これらが不足すると、皮膚炎を発症したり、成長障害、肝臓や腎臓へのコレステロール沈着など、さまざまな健康上の問題が起きます。

若いうちは、食べる量も多く、必須脂肪酸が不足することもそれほどないのですが、年齢を重ねて食欲が落ちてくると、足りなくなってしまうこともあります。特に少食の人はその傾向があります。

レトルトのホワイトソースを常備しておけば、ドリアやグラタンを作るときも便利ですし、レンジで調理した野菜と和えればシチュー風、ごはんと混ぜればリゾット風の料理が手軽に作れます。

スーパーのお惣菜は野菜でかさ増しする

肉じゃが、ひじき煮、切り干し大根煮、筑前煮、肉団子、マカロニサラダ、きゅうりの酢の物……。そんなスーパーのお惣菜は、1品足りないときなどに重宝します。

どうせお惣菜を食べるなら、家で野菜を足してカサ増しし、不足しがちな野菜を多めに食べられるメニューにアレンジしてしまいましょう。

たとえば、ひじき煮や切り干し大根煮、肉団子を買ってきたら、器に移し、ゆでたブロッコリーやキャベツを適量入れて和えるのです。冷凍ブロッコリーをレンジで温めて使ってもよいでしょう。マカロニサラダやきゅうりの酢の物などには、カリフラワーやせん切りキャベツなどがよく合います。

スーパーのお惣菜は味が濃いめのことが多いので、野菜を足すとちょうど食べやすくなります。野菜の種類も増えて、栄養が整いやすくなります。

パン好きで少食の人は、スープ、シチュー、カレーを作り置き

私はこれまでにたくさんの方々の栄養相談を担当してきましたが、少食の人にはパン好きな方が多い傾向があると感じています。パンは、飲み物さえ用意すれば、なんとか食事らしくなりますし、何より手軽に食べられるからでしょう。

でも、だからといって、パンと飲み物だけでは、十分な栄養もエネルギーも当然摂れません。

そんなパン好きで少食の方に試していただきたいのが、スープ、シチュー、カレーの作り置きです。

作り方はいずれも簡単。スープならば、鍋に湯を沸かし、好みの野菜を数種類と肉や魚をひと口大に切って入れ、コンソメで煮るだけ。肉や魚が面倒であれば、缶詰の豆類やソーセージなどでもよいでしょう。

シチューやカレーも、市販のルーを使えばそれほど手間はかかりません。玉ねぎなどの野菜はもちろん、肉や魚などのたんぱく質源は必ず入れるようにしてください。スープ、シチュー、カレーを作り置きしたら、その日に食べない分は小分けにして冷凍しておきましょう。

そして、ロールパンなど、すぐそのまま食べられる食事用のパンを買い置きしておくのです。

そうすれば、作り置きのスープ、シチュー、カレーを電子レンジで温め、買っておいたパンをお皿に並べるだけで食事が完成します。

この組み合わせなら、食事の用意が面倒なときでも、食べる気になれると思います。ほかに何も用意しなくても、炭水化物、たんぱく質、脂質が適度に摂れ、野菜も食べられ、栄養バランスが整います。

かつお削り節で、おいしく、手軽に、たんぱく質を補給する

和食の定番である、豆腐、納豆、漬物、おひたし、煮物。皆さん、毎食のように、どれかは食べているのではないでしょうか。

どうせこれらを食べるなら、毎回、たんぱく質を少しでもアップして食べたいものです。

そんなときに重宝するのが、たいていのご家庭に常備されている、かつお削り節。ごはんをはじめ、和食のおかずに適量かけるだけで、たんぱく質と旨みが簡単にプラスできます。

かつおを煮て乾燥させたかつお節には、必須アミノ酸やイノシン酸などが豊富に含まれています。しかも香りが良く、イノシン酸は旨み成分なので、少食な人でも食欲がわきやすくなる効果があります。旨みが唾液の分泌を促進するので、消化も良くな

るなど、良いことがたくさんあります。

私の一番のおすすめは、みそ汁に入れること。

本当は、みそ汁を作る際に、市販のだし調味料を使わず、かつお節や昆布、煮干しなどでだしをとっていただきたいのですが、毎日やるのはやはり大変です。でしたら、鍋でみそ汁を調理する際、だしは入れずに具材とみそだけで作り、その代わり、お椀に盛ってから食べる直前にかつお削り節を適量かけるのです。

こうすると、とても香りが良く、旨みも感じられるおいしいみそ汁になります。だし調味料は塩分が高いので、減塩の観点からもかつお削り節の活用をおすすめします。

かつお削り節は、1パック（5g）に3・2gほどのたんぱく質が含まれています。小まめに活用して、不足しがちなたんぱく質を手軽に補給しましょう。

しらす干しにはレモン、小松菜にはかつお節

中高年になってくると、どうしても弱ってくるのが、足腰。骨密度を保つために骨の材料となるカルシウムをしっかり摂っていただきたいと思います。そこで、カルシウムを効率良く吸収できる、ちょっとしたコツをご紹介しておきましょう。

しらす干しには大根おろしよりもレモン果汁をかけたほうが、カルシウムが溶け出して効率よく摂取できます。お酢をかけても良いのですが、レモン果汁のほうが、カルシウムがたくさん溶け出すことがわかっています。

小松菜のおひたしを食べるときは、しょうゆだけでなく、ぜひかつお節とごま油をかけてください。かつお削り節にはカルシウムの吸収に必要なビタミンDが含まれており、ビタミンDは脂溶性ビタミンなので、ごま油をプラスすることで、ビタミンDとカルシウムの両方が効率良く摂取できます。

お昼ごはんは麺類が多い人は、スープに豆乳をプラスして

食が細い人や、食事にあまり時間をかけたくない人の中には、「お昼は、いつも麺だけにしている」という方がけっこういます。特に、お昼を家で1人で食べるという方は、できるだけ簡単な料理で済ませてしまいたいと、毎日のようにかけそばや、具のほとんど入っていない即席ラーメンしか食べていなかったりするのです。

麺類を食べるなら、本当はしっかり野菜や肉、卵などの具を入れてほしいのですが、面倒なら、せめて豆乳を入れてください。ラーメンでもうどんでも、そばでも大丈夫です。これだけで、たんぱく質量が増え、エネルギー量もアップします。

豆乳を入れるとコクが出るので、味もおいしいです。量はお好みですが、どんぶり1杯の3分の1（100g程度）くらいが目安です。これだけで、たんぱく質を3・4gほど増やせます。

カップラーメンを食べるなら、器に移して〝具〟を足して

どうしても食事を用意するのが面倒なときは、カップラーメンで済ませてしまうこともあるでしょう。どうせ食べるなら、自分で具を足して、少しでも栄養バランスのとれた食事にアレンジしましょう。

カップラーメンだけでは、一般的に脂質と糖質くらいしか摂れません。せめてたんぱく質を足して栄養価をアップしてください。

こんなときに便利なのが、ツナ、さば、いわしなど、魚の缶詰。たんぱく質はもちろん、中性脂肪を下げる効果があり認知症のリスクを下げる効果も期待されている、ドコサヘキサエン酸（ＤＨＡ）やエイコサペンタエン酸（ＥＰＡ）も補給できます。

カップのままだと具があまり乗らないので、まずは別の器に移し替えてから乗せましょう。

冬のコンビニで栄養バランス食を作るなら、おでんがおすすめ

調理が面倒なときはコンビニで済ませたいけれど、栄養バランスが心配……。そんな声をときどき聞きますが、最近のコンビニは品揃えも幅広く栄養に配慮した商品なども出ているので、上手に活用すれば栄養バランスを整えるのに大いに役立ちます。

中でも、冬のコンビニでおすすめなのが、おでん。具材の選び方次第で栄養が整うので、ぜひ利用してほしいと思います。

コツは、主食、主菜、副菜をそろえる感覚で、具材を選ぶこと。例を挙げてみましょう。

主食は、糖質が多い、ちくわぶ、餅入りきんちゃく、じゃがいもなど。

主菜は、たんぱく質が多い、ゆで卵、焼き豆腐、つくね、たこ、ほたて、ロールキャベツ、ウィンナーなど。

副菜は、食物繊維が多い、大根、こんにゃく、ごぼう巻き、結び白滝などがおすすめです。

たとえば、主食代わりに餅入りきんちゃく、主菜としてゆで卵と焼き豆腐、副菜として大根とごぼう巻きをチョイス。こうすれば、メニューはおでん1品ですが、炭水化物、たんぱく質、脂質、ビタミン、ミネラル、食物繊維のいずれもそろってバランスが整います。

買ってくるだけでそのまま食べられるので、疲れたときや1人で食事をするときにも便利です。

ただし、おでんだけだとβ-カロテンやビタミンCが不足しがちなので、食後にみかんを1ついただきましょう。これでβ-カロテンやビタミンC、さらには食物繊維をプラスできるので、栄養バランスがさらに良くなります。

健康意識が高い人ほど、栄養が偏ってしまうことも！

私は職業柄、たくさんの人と食生活についてお話をうかがう機会が多いのですが、近年、中高年の女性を中心に、たびたび気になっていることがあります。

実は、健康意識が高い人ほど、栄養のバランスを崩し、エネルギー不足になっていることが多いのです。

健康意識が高い人は、野菜をよく食べています。それ自体は良いことですが、昼食などは、おにぎり1個とたっぷりのサラダしか食べていなかったりします。そもそもあまり食べないほうが健康的だと思われていて、「夜はあまり食べないようにしている」とか「朝はシリアルと果物だけ」とおっしゃったりします。

そういう方はたんぱく質のことも考えていて、大豆製品なども摂っていたりするのですが、それだけで満足してしまい、肉や魚はあまり食べていない方が多いようです。

ほかにも、ブルーベリーを毎日食べたり、サプリメントや青汁などを愛用していて、それだけで「栄養は十分に摂れている」と思ってしまう方も少なくありません。

実際には、こういう食生活の方は、まず間違いなく、たんぱく質とエネルギー量が不足しています。

心あたりのある方は、野菜サラダとおにぎりの昼食に、たとえばゆで卵や温泉卵、卵焼きなどを追加してください。

できれば肉や魚の料理を1品追加していただきたいところですが、面倒に感じるようなら、魚肉ソーセージやチキンバー、サラダチキンなど手軽に食べられるものでもかまいません。コンビニの市販品でかまわないので、ぜひたんぱく質のメニューをプラスするように心がけてください。

食欲が落ちている日は、食前酒や炭酸飲料を利用する

夏バテなどでちょっと食欲が落ちているときは、食事の楽しさをアップさせるちょっとした習慣を取り入れてみましょう。

小さなショットグラスやおちょこなどに、軽く1杯の食前酒を用意するのです。料理の種類に合わせてお酒やグラスを変えると、気分も上がります。

アルコールが苦手な人は、ノンアルコールカクテルでも良いでしょう。

甘い飲み物が苦手な場合は、炭酸入りのミネラルウォーターがおすすめです。実は炭酸には胃粘膜を刺激して腸の蠕動《ぜんどう》運動を促し、食欲を増進させる働きがあります。

炭酸水の場合は、小ぶりなグラスに入れて、食事の合間合間に水がわりに飲んでみましょう。少しレモンなどを絞るのもおすすめです。

ただし、炭酸でお腹が一杯にならないよう、飲み過ぎには気をつけてください。

低栄養で、認知症になる可能性が高まることも…

　超高齢社会を迎え、日本の国民病とも言われる認知症。この病気についてはわかっていないことも多いですが、脳内にアミロイドβというたんぱく質の一種が蓄積することで起きることが知られています。

　近年、認知症の中でももっとも多いアルツハイマー型認知症には、認知症になる一歩手前の段階があることがわかってきました。「軽度認知障害（Mild Cognitive Impairment）」といい、略してMCIと呼ばれています。実は、65歳以上の高齢者のうち、15・5％の人がMCIであると推定（2022年時点）されており、誰にとっても決して他人事ではありません。

　MCIの大きな特徴は、必ず認知症に進むわけではなく、正常な状態に戻る可能性があるという点です。早い段階から栄養の整った食事や運動、認知機能トレーニングなどを実施することで、元の状態に戻るのです。

近年の研究で、中年期の肥満は認知症リスクを上げることがわかっているのですが、逆に高齢期の肥満は、むしろ認知症を抑制することがわかってきました。

認知症を予防するためには、高齢期が近づいてきたら、むしろ気をつけたいのが低栄養です。特に、葉酸、ビタミンB_1、ビタミンB_6、ビタミンB_{12}の欠乏が認知症の原因となることがわかっています。

60歳を過ぎてＭＣＩになってしまったとしても、栄養バランスの整った食事を心がけ、ビタミンＢ群をしっかり補給して運動を心がければ、認知症に進むことなく、その後も健康な状態を保てると考えられています。

ビタミンＢ群が豊富な食材は、肉をはじめ、魚、卵などの動物性食品です。これらの食材も意識しつつ、少食でも全体的に低栄養にならないように、できるだけバランスの整った食事を心がけることが、認知症予防の第一歩といえるでしょう。

体重を毎日計測して、食事量を調整しましょう

年齢を重ねると「少食になってきたな」と感じる人が多いですが、本当に食事量が足りていないかどうかは、継続して体重を測ってみないと何ともいえません。

適切な食事量を維持するためにも、体重は毎日計測しましょう。

もし体重が少しずつ減っていくようなら、食事量は足りていません。おかずを増やしたり、栄養価が高い食材を食べるように心がけてください。反対に、増えていくようなら、食べ過ぎです。腹八分目を心がけましょう。

十分に食べているのに体重がどんどん減っていく場合、代謝異常や悪性腫瘍などの可能性があることが知られています。そして実は、認知症になる人は、発症の10年前から体重が減少することもわかっています。こうした病気を予防するためにも、体重は必ず計測し、健康管理に活かしてください。

第2章

少食でも病気にならない「調理の工夫」

年配の人ほど、オーブンを！作る手間が格段に減る

60歳前後になってくると、毎日毎日食事を作るのはどうしても億劫になってくるものです。だからといって、しょっちゅうコンビニやスーパーで弁当や惣菜を買ってきて食べるのは、栄養が偏りがちですし、味つけも濃いめ。「できれば手作りの料理が食べたい……」と悩んでいませんか。

そんな中高年の方にぜひともおすすめしたいのが、オーブンの活用です。

たとえば、肉や魚にオリーブ油を塗り、塩、こしょう、お好みのハーブを散らしてオーブンで焼くだけで、おいしい本格的な主菜が完成します。

その際、にんじん、ブロッコリー、きのこ類などの野菜も食べやすい大きさに切って、同様にオリーブ油、塩、こしょう、お好みのハーブで和えて一緒に焼けば、野菜の副菜も同時に作れ、栄養のバランスも整います。

鶏肉や豚肉にはローズマリー、さけやたらにはタイム、野菜にはオレガノなどがよく合います。同じ材料でもハーブや調味料を変えれば、味の変化もついて、アレンジも楽しめます。

オーブン料理は油を使うものが多いので、比較的少量でもエネルギーを補給できます。しかも、温度と時間設定さえ間違えなければ、失敗することはほぼありません。スイッチを押して調理がはじまったら、フライパン料理のように火元に居続ける必要もなく、その間にテーブルの用意など別のことに時間を有効に使えます。

オーブン使用可の鍋などを使えば、煮込み料理も可能です。ほったらかしでも噴きこぼれる心配もありません。

中高年になると、「やっぱり和食が体に良いのではないか」と、無理して煮物や和え物などを作ろうとする方もいらっしゃいますが、それが重荷になって食事が面倒になってしまう人が少なくありません。和食にこだわらず、オーブンをどんどん活用して、手軽においしく栄養を摂りましょう。

ぜんぶ炊飯器にお任せ。具だくさんの炊き込みごはんで栄養バッチリ

いわゆる〝一汁三菜〟は、主食のごはん、主菜・副菜・汁物で肉・魚・野菜がいろいろ摂れます。当然、栄養バランスも整いやすいのですが、これらを全部自分で調理するのはなかなか大変です。

だったら、主食とおかずを1品で兼ねるメニューを作って、手軽に栄養バランスを整えてしまいましょう。

そこで活躍してくれるのが、炊飯器です。具だくさんの炊き込みごはんを作れば、それだけでさまざまな栄養を一度に摂ることができます。

たとえば、パエリア。水加減をしたお米に、市販のシーフードミックス、カットしたトマトと玉ねぎを入れ、コンソメ顆粒、酒、塩、こしょうを加えて炊飯器で調理します。ごはんはもちろん、魚介類と野菜が入っているので、炭水化物、たんぱく質、

脂質、ビタミンB群、ビタミンD、鉄、カルシウム、亜鉛、食物繊維などが、このメニューだけで一度に摂れます。

同様に、ジャンバラヤもおすすめ。食べやすい大きさにカットした鶏もも肉、玉ねぎ、ピーマンを入れ、おろしにんにく、トマトケチャップ、カレー粉で味つけして炊飯器で炊き上げます。

アクアパッツア風ごはんも簡単に作れます。缶詰のアサリ、小房に分けたブロッコリーなど好みの野菜を入れ、一番上にたらやたいなど魚の切り身を乗せて、塩、こしょう、コンソメ顆粒、おろしにんにくで味つけして炊きます。炊き上がったら、魚だけ器に移しておかずにしても、全体に混ぜて洋風混ぜごはんにしても。

もちろん、鶏もも肉、にんじん、ごぼう、油揚げなどを入れた、昔ながらの五目ごはんも栄養のバランスが整った一品です。

詳しい作り方や調味料の分量などは、インターネット上のレシピなどを参考にしてみてください。炊飯器によっては炊き込みごはんに適応していない商品もあるので、取扱説明書を確認してから作りましょう。

曜日ごとに献立を固定して、献立を考える苦痛を手放す

私のまわりには、もともと料理が好きで自分で食事を用意していた人が多かったのですが、「だんだん、毎日の料理が苦痛になってきた」と本音を明かす人が増えてきました。

実は料理の〝苦痛〟は、実際の調理の前からはじまっています。毎日毎日、1日3食の献立を考えるのが、そもそも苦痛なのです。

朝、昼、晩はメニューがかぶらないようにしたいですし、昨日と同じ夕食というのも、ちょっといただけません。さらに栄養バランスまで考えはじめると、頭の中はごちゃごちゃに……。そこで私がおすすめしているのが、1週間分の主菜を決めてしまい、当面の間、毎週そのメニューを食べ続ける方法です。

左ページに私が考えた1週間の主菜の一例を挙げておきます。

1週間の主菜メニュー例

月	朝食：ゆで卵と豆腐のサラダ仕立て 昼食：ほたてとキャベツのミルク煮 夕食：チキンのハーブソテー
火	朝食：ポーチドエッグとツナサラダ 昼食：豚ひれ肉のソテー 夕食：魚のホイル焼き
水	朝食：卵入り五目炒め 昼食：魚のチーズ焼き 夕食：ささみのレンジ蒸し
木	朝食：炒り豆腐 昼食：豚しゃぶの野菜添え 夕食：煮魚
金	朝食：ハムエッグ 昼食：魚のグリル ソース添え 夕食：肉野菜炒め
土	朝食：野菜入りスクランブルエッグ 昼食：豚肉のしょうが焼き 夕食：焼き魚
日	朝食：豆腐の卵とじ 昼食：具だくさんスープ 夕食：ビーフステーキ

これらの主菜は、肉料理、魚料理、卵料理、大豆料理を組み合わせています。主にたんぱく質が摂取できるメニューです。

副菜は、買い物ついでに野菜のお惣菜を1品買ってきてもいいですし、冷蔵庫にあるものや買い置きしてある冷凍食品などで、野菜や海藻、きのこなどを中心に〝適当に〟用意すればいいと思います。主菜さえしっかりしていれば、副菜は適当でも、それなりに栄養バランスは整いやすいものです。

毎日の主菜が決まっていると、買い物のときに悩む苦痛からも解放されますし、食材を無駄にすることも減ります。作り方も手慣れてきて、調理もスムーズになり、かなりストレスが軽減されると思います。

野菜炒めの味つけは、「炒め終わった」そのあとに

中高年になったら、食事で特に気をつけたいのは栄養バランスだけではありません。多くの方が摂り過ぎてしまっている、塩分（食塩量）の問題です。

「日本人の食事摂取基準」（2025年版）策定検討会報告書では、成人1人1日当たり男性7・5g未満、女性では6・5g未満と目標量が設定されています。塩は小さじ1杯でだいたい6gですから、1日で小さじ1杯とちょっと。ただし塩分は、そのほかの調味料にも含まれているので、調理する際に使える塩は、かなり少なくなります。

WHOのガイドラインはさらに厳しく、1日5gが推奨されているのですが、日々しょうゆやみそを使っている日本人は平均的に約10g摂取しているといわれています。ですから、私たちは誰しも、塩分の摂り過ぎには注意する必要があるのです。

では、数ある家庭料理の定番の中でも、ついつい塩分の摂り過ぎになりやすい料理といえば、何が思い浮かびますか。

私が特に気になるのが、野菜炒めです。数日おきに食卓に上るという方は少なくないのではないでしょうか。

野菜炒めは、通常、フライパンに油をひいたら野菜を炒め、そこに塩こしょうを適量ふりかけて仕上げます。しかし、これだと、ついつい塩を多めにかけがちです。味見をすると塩味が濃いほうがおいしく感じがちなので、少しずつ塩を足してしまい、結果的にたくさん使ってしまうのです。

これからは塩分の摂り過ぎを防ぐため、野菜炒めには塩を使わないようにしましょう。その代わり、炒め上がったら好きなドレッシングを少なめにかけて和えるのです。出来合いのドレッシングはそれだけで味が整っているので、おいしく野菜を食べられます。この方法を使えば、ポン酢風、フレンチ風、サウザンアイランド風など、簡単に味も変えられるので、飽きずに野菜がたくさん食べられ、塩分（食塩量）の摂取量も減らせるはずです。

食欲がないときは、マヨネーズを料理に使ってエネルギー補給

少食な方や、あまり食が進まない日が続いている方は、気づかないうちにエネルギー不足に陥ってしまいます。疲れやすくなって、仕事や家事もはかどらなくなり、ますます食欲が落ちてしまうでしょう。肌も荒れてきますし、内臓の働きにも支障が出かねません。

そんなときは、普通のご家庭にたいがい常備されているポピュラーな調味料を活用して、エネルギー不足を手軽に解消しましょう。

卵、植物油、酢などで調合された、マヨネーズを積極的に利用するのです。マヨネーズには卵が入っているので、調味料でありながらたんぱく質も補給できるのがポイントです。もちろん、油も入っているのでエネルギー補給にもなります。

実際、マヨネーズはカロリーが高めです。大さじ軽く1杯で80㎉程度あり、大きめ

の角砂糖1個が20㎉ですから、4個分に相当します。ダイエット中の人や病気で脂質やエネルギー制限が必要な人にはおすすめできませんが、エネルギー不足に陥りがちな少食の方には、むしろ積極的に使ってほしい調味料といえます。

マヨネーズは、サラダやゆで卵、シーフード系のおかずにかけるだけでなく、実はいろいろな料理に使えます。

炒め油の代わりに使えば、普通の植物油にはないたんぱく質をプラスできます。味もまとまりやすく、軽い酸味が食欲をそそります。

チャーハンやピラフを作るときは、植物油の代わりにマヨネーズを使うと、たんぱく質がプラスできる上に、ごはんがパラパラに仕上がります。

卵焼きやオムレツを作るときに混ぜると、焦げつきにくく、冷めてもふんわりした食感に仕上がります。料理が上手くいくと調理も楽しくなりますし、食欲も上がると思います。

冷凍して加熱すると、吸収されやすくなる野菜たち

皆さんは、厚生労働省が5年ごとに発表している「日本人の食事摂取基準」をご存じでしょうか。

これは、国民の健康の保持・増進、生活習慣病の予防などを目的として、エネルギーや栄養素の摂取量について1日当たりの基準を示したものです。2025年4月1日から2025年版の新しい「食事摂取基準」が適用される予定ですが、その中の特記事項のひとつに、日本人が足りていないので積極的に摂るべきだと明記される予定の成分があります。ビタミンでしょうか？　カルシウムでしょうか？

実は、食物繊維です。

食物繊維はかつては食べても意味のないものとされ、栄養学の世界でも軽視されていました。比較的近年になって私たち人間の体内で非常に重要な働きをしていること

が次々とわかり、今では積極的に摂りたい成分として重視されています。

食物繊維の働きを、ざっと挙げてみましょう。

食物繊維が便秘を予防・改善することは、皆さんもご存じだと思います。さらに、腸内細菌のエサとなり、腸内環境を整えます。

コレステロールなど余分な脂質やナトリウムを吸着して体外に排出する働きもするので、脂質異常症、動脈硬化などを予防します。

糖質の吸収を遅くするため、血糖値の上昇を防ぎ、糖尿病を予防します。

食物繊維の目標量は、1日当たり、男性は18～29歳で20g以上、30～64歳で22g以上、女性は18～74歳で18g以上ですが、健康への利益を考えた場合、成人は少なくとも1日当たり25gは摂取したほうが良いとされています。

少食の人や、野菜をあまり食べない人などは、食物繊維が足りていない傾向にあるので、ひと工夫して、食物繊維の摂取・吸収に努めましょう。

そこで私のおすすめは、冷凍庫の活用です。時間があるときに、きのこ類、ブロッコリー、ごぼう、かぼちゃ、オクラ、菜の花、枝豆など、食物繊維が多く、かついろいろな料理に活用できる野菜を、調理しやすい大きさにカットして、保存袋に入れて冷凍しておくのです。

こうしておくと、冷凍によって野菜の組織が壊れ、食物繊維が吸収しやすい状態になります。

しかも、調理の際、メニューによっては包丁やまな板を使わなくても作れるので、料理が面倒なときでも便利に使えます。そのまま炒め物に使ったり、スープやみそ汁の具にしたりできます。

繊維が壊れているので、加熱後も普通に調理したときよりも柔らかく仕上がります。歯ごたえがしっかりしているほうが好みの人には向きませんが、硬いものが苦手な方や、消化の良いものを食べたい方には、こちらのほうがおすすめです。

食物繊維を積極的にたっぷり摂るために、ぜひ試してみてください。

骨つきの魚や肉を調理するときは、ぜひレモンと一緒に

食物繊維同様、日本人がもっと積極的に摂るべきといわれているのが、カルシウムです。

カルシウムといえば、牛乳やヨーグルトをはじめとした乳製品に多いことが知られていますが、骨つきの魚や肉を煮込んだ料理にも豊富です。

では、骨つきの魚や肉のカルシウムを効率よく摂取できる、意外な調理方法をご紹介しましょう。

魚や肉を煮込む際、鍋に輪切りのレモンを数枚入れるのです。

カルシウムはクエン酸や酢酸で溶ける性質があり、酸の量が多くて、煮る時間が長いほど、煮汁の中に溶け出します。

酢酸が多い酢を入れた煮込み料理でもよいですが、カルシウムを溶かす効果は、酢

酸よりも柑橘類のクエン酸のほうが上。なんと14倍も増えたという報告もあります。

生のレモンを買って常備しておくのが面倒なら、容器に入ったレモン果汁が市販されているので、そちらを買っておくと便利です。

レモンの輪切りも果汁も量が多ければ酸味が強くなるので、入れる量は好みで調節してください。

カルシウムは、骨や歯の原料になるだけでなく、自律神経を整えることでホルモンの分泌を促したり、免疫細胞同士の情報伝達や白血球の活性化にも関与しているなど、私たちの健康を維持するために非常に重要な役割を果たしています。

ちょっとした調理の工夫で、カルシウムの摂取量をどんどん増やしていきましょう。

練りごまと緑黄色野菜をプラスして、最強の〝抗酸化みそ汁〟に！

いつまでも若々しく元気でいるためには、抗酸化作用のある食べ物を積極的に摂りたいものです。

毎日、少しでも手軽に抗酸化力をアップさせたいのであれば、毎日のみそ汁に、練りごまを適量プラスしてください。

練りごまには抗酸化力に役立つセレンやセサミン、アントシアニン（黒ごま）、わずかながらビタミンEが含まれていますし、エネルギー量も増えます。その上、コクが出ておいしく仕上がります。

みそ汁の具といえば、わかめと白ねぎ、大根、もやしなどが多いのではないでしょうか。淡色野菜にはほとんどセレンやビタミンEが含まれていないことが多いので、練りごまを足すと抗酸化力が増します。

ビタミンEはビタミンCと協力し合うことで、強い抗酸化力を発揮するのですが、ここで、抗酸化力とは何か、改めて解説しておきましょう。

私たちが呼吸で取り入れた酸素の一部は、体内で活性化され「活性酸素」になります。活性酸素は白血球でも作られていて、免疫機能や感染防御などに働いているのですが、多くなり過ぎると体内の細胞を壊し、老化をはじめ、がんや生活習慣病など、さまざまな病気の要因となってしまいます。これに対抗するのが、抗酸化力です。

もともと私たちの体では、抗酸化力を発揮するセレンを原料とするグルタチオンペルオキシダーゼなどの酵素が作られているのですが、食べ物から摂った成分で活性酸素を撃退することもできます。

その中心となるのが、緑黄色野菜などに豊富なβ-カロテン等のカロテノイド類、ビタミンC、ビタミンE。そして、野菜や果物の皮などに多く含まれている苦みや色素のポリフェノール類などです。これらを、先ほどの練りごまを加えたみそ汁の具材に取り入れましょう。

「みそ汁＋練りごま＋緑黄色野菜」で、最強の〝抗酸化みそ汁〟の完成です。

だし汁の代わりに牛乳⁉
栄養補給に高血圧予防にもなる調理法

日本人が長年食べてきた和食は、他国の料理に比べて、脂質が少なく、魚や大豆製品、野菜や海藻、きのこを多く使っているため、健康的な食事と考えられています。

しかし実は、しょうゆやみそを多用するため塩分が高くなりやすく、また脂質が少ないぶんエネルギーが少なめになる傾向があります。

そこでおすすめしたいのが、煮物を調理したりみそ汁やみそ煮込みうどんなどを作るとき、だし汁や水を減らし、代わりに牛乳を加える調理法です。

牛乳は、栄養素密度が高い食材のひとつ。栄養素密度というのは食品の栄養価を評価する考え方で、100kcal当たりの各栄養素の量のことです。牛乳はこの栄養素密度が高く、少ないエネルギー量で必要な栄養素をたくさん摂取できます。

しかも、味にコクが出るので、だし汁を減らしても、しょうゆやみその量が少なめでもおいしく仕上がるので、塩分を抑えることができ、高血圧予防になります。

牛乳が入ることで、日本人に不足しがちなカルシウムはもちろん、たんぱく質、ビタミンB2、ビタミンB12、わずかながらビタミンDもプラスでき、エネルギー量も適度にアップします。

青魚からEPAとDHAを無駄なくとるなら、焼き魚より煮魚で

さば、いわし、さんま、あじなどの青魚が体に良いことは、皆さんもよくご存じだと思います。

魚の栄養といえば、やはり体に良い油として有名なエイコサペンタエン酸（EPA）とドコサヘキサエン酸（DHA）がその代表格。どちらも、アンチエイジングに欠かせない成分として知られる、n－3系脂肪酸です。

n－3系脂肪酸には、血中のコレステロールや中性脂肪を減らし、動脈硬化を予防する効果が認められています。脳卒中、高血圧症、心臓病などを防ぐだけでなく、脳内の神経回路における情報伝達にもかかわっているため、認知症の予防・改善にも効果があると考えられています。

DHAとEPAは、体内でn－3系脂肪酸であるα－リノレン酸が変化して生成され

ますが、年齢を重ねていくと、生成量は減少します。ですから、私たちは、ある程度の年齢になったら、できるだけ効率よくEPAとDHAを摂取する必要があるのです。どうせ魚をいただくなら、EPAとDHAを余すところなくいただきましょう。

結論から言ってしまうと、お刺身でいただくのが一番効率が良いのですが、加熱する場合は、ぜひ煮魚にしてください。

塩焼きがお好きな方は多いですが、焼くとどうしても油が落ちてしまいます。煮魚にすればEPAもDHAも煮汁に溶け出すので、煮汁ごといただくようにしましょう。

同様に、缶詰の煮汁にもEPAとDHAは溶け出しているので、みそ汁などに入れていただくことで、栄養を逃さず摂ることができます。

栄養が整いやすい卵料理の中でも、少食の人におすすめなのは「炒り卵」

少食な方が栄養を整えるのに最適な食材のひとつが、卵。

卵にはたんぱく質をはじめ、脂質、ビタミンA、ビタミンB群、ビタミンD、コリン、レシチンなどが豊富に含まれています。重要な栄養素で入っていないのは、ビタミンCと食物繊維ぐらいという、非常にすぐれた栄養食品です。

卵料理には、和洋中さまざまありますが、手軽に作れて、利用しやすいという意味では、炒り卵が一番です。

炒り卵は少し多めに作っておいて、容器に入れて冷蔵庫で保存すれば、2〜3日は持ちます。ふりかけのようにごはんにかけるのはもちろん、サラダにかける、トーストにのせる、ゆでたほうれん草・小松菜・いんげんなどの野菜と和えるなど、いろいろ使えます。食欲がないとき、調理が面倒なときも、さっと1品用意できます。

玉ねぎ、にら、にんじん、大根は、切り方を変えると栄養も健康効果もアップする

野菜によっては、実は切り方ひとつで、摂れる栄養素の量が変わってきます。どうせ自分で調理するなら、栄養分をできるだけ増やしていただきましょう。

覚えておいていただきたいのが、日々の調理で使う頻度が高い、玉ねぎ、にら、にんじん、大根の切り方です。

まず、玉ねぎですが、炒め物などで薄切りにするとき、繊維と同じ方向ではなく、繊維を断ち切るように垂直に切りましょう。細胞壁が壊れることで、動脈硬化の予防などに働く硫化アリルの量がアップします。

にらは、根元は細かく切り、葉先は大きめに切ること。根元に硫化アリルが多いので、細かく切ることで玉ねぎ同様、硫化アリルの量を増やすことができます。反対に葉先にはビタミンCやビタミンB群などの水溶性のビタミン類が多いため、細かく切

ってしまうとビタミン類が流れ出て壊れてしまいます。葉先は大きめに切って、ビタミン類の流出を少なくしましょう。

にんじんは、できるだけ皮をむかずに使います。にんじんには体内でビタミンAに変わるβ-カロテンが豊富ですが、実は皮には実の約2・5倍も含まれているのです。しっかり加熱すれば、皮はほとんど気にせず食べられます。

大根は、煮物に使うときは皮をむく必要がありますが、大根おろしにするときは皮ごとおろしましょう。大根の皮にはビタミンCや食物繊維が豊富なので、皮をむいてしまうと栄養価が落ちてしまいます。皮をむいたほうが、なめらかな仕上がりにはなりますが、皮つきでおろしても十分食べられます。

また、玉ねぎとにんじんは、すりおろして手作りドレッシングなどに利用すると、硫化アリルやβ-カロテンがたっぷり摂れます。味も、レストランで提供されるような本格的な味わいになるので、お試しください。

野菜の栄養は、調理次第で大きく変わる！

ビタミン類やミネラル類をはじめ、さまざまなポリフェノール類が豊富に含まれている野菜。どの野菜も、それぞれの栄養をできるだけ失うことなく、上手に調理して摂り入れたいものです。

そこで、野菜の調理方法で栄養が失われがちな代表的な例を、ピックアップしてご紹介しましょう。

【ごぼう】

加熱する前に水にさらしてアク抜きするのが一般的でしたが、実は水にさらすのはNG。水溶性食物繊維やポリフェノールのクロロゲン酸が流れて出てしまいます。切ったらそのまま加熱しましょう。

【ブロッコリー】

β-カロテン、ビタミンB群、ビタミンC、カリウム、亜鉛などがたっぷり含まれています。

脂溶性のβ-カロテンは塩ゆでにしても減ることはないのですが、ビタミンB群、ビタミンC、カリウムは、いずれも大幅に減ってしまいます。塩ゆでにして食べる方が多いと思いますが、少量の水で蒸し焼きにするか、電子レンジを使用しましょう。

また、非常に強力な抗酸化物質であるスルフォラファンをブロッコリーで摂りたいのであれば、生のままミキサーにかけてジュースにしていただきましょう。スルフォラファンは、ブロッコリーに含まれるミロシナーゼという酵素と反応してはじめて活性化します。ゆでたり炒めたりするとミロシナーゼが働かなくなってしまいます。

【もやし】

口当たりを良くするために、ひげ根をとってしまう方がいます。ひげ根にはビタミンCや食物繊維が多く含まれているので、とらずに丸ごといただくようにしましょう。

また、ゆで時間が長くなればなるほど、ビタミンCなどの損失が増えてしまいます。

ゆでるときにサラダ油をゆで汁に入れると、湯の温度が下がりにくくなり短時間でゆで上がります。もやし1袋（200g）をゆでる場合、水1ℓに対して塩少々、これにサラダ油を大さじ1杯入れると、10～30秒でゆで上がります。

［かぼちゃ］

必ず食べてほしいのは、実はわたの部分です。β-カロテンや食物繊維など栄養が豊富で、甘味も一番強いです。捨てずに調理してください。わたの部分だけ別にして、スクランブルエッグや炒り卵に入れてもおいしく食べられます。刻んでみそ汁やスープに入れてもよいでしょう。

かぼちゃは皮にもβ-カロテンが豊富なので、皮もいただきましょう。生のかぼちゃの皮は非常に硬いですが、しっかり加熱すると柔らかくなり、普通に食べられます。

［ピーマン］

ピーマンといえば、へたを外し、中の種やわたをとって調理するのが一般的。しかし、栄養のことを考えたら、へたは外しても、種やわたは外さずに丸ごと調理しましょう。

種とわたには、血液サラサラ効果が期待できるピラジンというポリフェノールが緑の部分よりも多く含まれています。カリウムも豊富です。ピラジンは香り成分なので、種とわたも一緒に食べたほうが、よりピーマンらしい香りが味わえます。

【とうもろこし】

夏場、とうもろこしを買ってきたら、ぜひひげの部分も調理して食べましょう。ひげを捨ててしまう人が多いのですが、カリウムや食物繊維、ポリフェノール類がたっぷり含まれています。

ひげだけ別にして、適当な大きさにカットしてみそ汁やスープの具にプラスするのがおすすめです。適当な大きさにカットして、フライパンで乾煎りしておけば、サラダのトッピングにしたり、煮出してコーン茶としてもいただけます。

野菜のビタミンを、余すところなく吸収するには？

調理するのに何かと手間がかかる、野菜。しかも、調理の仕方次第で、含まれるビタミン類を、体が吸収できる量は変化します。どうせ食べるなら、野菜のビタミン類をできるだけ効率よく、余すところなく吸収したいと思いませんか。

私のおすすめは、ツナ缶、さば缶、さけの水煮缶、いわしの水煮缶と、カットした生野菜を和える一品です。

こうした魚の缶詰には、多価不飽和脂肪酸という、体に良い油がたっぷり含まれています。多価不飽和脂肪酸というと聞きなれないかもしれませんが、青魚に豊富なエイコサペンタエン酸（ＥＰＡ）やドコサヘキサエン酸（ＤＨＡ）と言えば、ご存じの方も多いでしょう。

魚の缶詰と野菜を組み合わせることで、体内でビタミンＡに変わるβ-カロテン、ビタミンD、ビタミンE、ビタミンKといった野菜に含まれる脂溶性ビタミンを、余すところなく吸収できるようになります。

たとえば、β-カロテンが豊富なにんじん、モロヘイヤ、ビタミンEが豊富なかぼちゃ、ブロッコリー、菜の花、ビタミンKが豊富な小松菜、春菊、ほうれん草、になどが特におすすめです。缶詰と和えるだけで十分おいしくなるので、塩は加えません。そのため、減塩効果も期待できます。

EPAやDHAは、どちらも中性脂肪や悪玉コレステロールを低下させる効果が期待できますし、さらにEPAは血液をさらさらにして動脈硬化を抑え、脳梗塞や心筋梗塞を予防します。DHAは脳内の血流を良くすることで認知機能をサポートするともいわれています。

魚の缶詰のオイルや煮汁には、魚の栄養も溶け出しているので、野菜と和えることで、魚に含まれている栄養も余すところなくいただけます。

もちろんたんぱく質も摂れ、エネルギーも補給できるので、何か1品足りないというときには栄養バランスの面からも最適です。

緑黄色野菜は、ごま和えや炒め物で、ビタミンの吸収がよくなる

ビタミン類が豊富で、毎日毎食、しっかり食べていただきたい緑黄色野菜。少食な方は、ほうれん草や小松菜をおひたしにしたり、ブロッコリーやにんじんなどを蒸し野菜にして、さっぱりとポン酢などでいただくことが多いようです。

でも、緑黄色野菜に含まれるβ-カロテンやビタミンD、ビタミンE、ビタミンKなどの脂溶性ビタミンを効率的に摂取するために、ごま和えや炒め物にしましょう。ごまに含まれる脂質や炒め油によって緑黄色野菜の脂溶性ビタミンが溶け出し、吸収しやすくなります。

ごま和えや炒め物を作るのが面倒なら、レンジで加熱した緑黄色野菜に、ごまだれやドレッシングをかけるだけでもＯＫです。

じゃがいもは皮つきのまま調理すれば、ビタミンCがアップする

抗酸化作用が高く、免疫力アップにも働くビタミンC。主にレモンなど柑橘系の果物で摂るようにしているという方は多いでしょう。

実はビタミンCは、じゃがいもからも摂取できます。じゃがいもに含まれているビタミンCは100g中28㎎で、その量はみかんに匹敵します。

ほかにもビタミンCが豊富な野菜に赤パプリカやブロッコリーなどがありますが、残念ながら加熱すると減ってしまうので、生野菜が苦手な人には向きません。

その点じゃがいものビタミンCはでんぷんによって守られているため、加熱による損傷が少ないことがわかっています。肉じゃがやポテトサラダをはじめ、カレーやシチュー、みそ汁、スープの具などなど、じゃがいもをたくさん食べて、しっかりビタミンCを補給してください。

そして、どうせじゃがいもをいただくなら、皮つきのまま調理するようにしましょう。実は、じゃがいものビタミンCは皮の周辺により多く含まれているのです。

また、じゃがいもの皮には、ポリフェノールの一種で、抗酸化作用を発揮し、免疫力を高めてくれるクロロゲン酸も含まれています。ぜひ丸ごと調理してじゃがいもの栄養を余すところなくいただきましょう。

なお、じゃがいものビタミンCは、貯蔵期間が長くなるとだんだん減ってしまいます。芽が出る前に、早めに調理するようにしましょう。

ちなみに、じゃがいもを冷蔵庫で保存しておくとでんぷんが分解されて糖類が増加します。この状態で120度以上で加熱すると、特定のアミノ酸と糖類が化学反応を起こして、アクリルアミドという発がん性物質が生成されることがわかっています。じゃがいもは常温保存して、なるべく早く調理するようにしてください。

しょうがは生だと殺菌力が、加熱すると抗酸化力が強くなる

豚肉のしょうが焼きや煮魚のにおい消しをはじめ、豆腐やうどんの薬味など、しょうがはさまざまな場面で活躍します。香りと辛みで食欲をそそりますし、少食気味の方には積極的に調理に使っていただきたい食材です。

しょうがには、私たちの健康に力を発揮してくれるポリフェノール類が豊富です。その代表が、強い殺菌力をもつ辛み成分のジンゲロール。

実はジンゲロールは、乾燥させたり加熱したりすると、ショウガオールに変わります。ショウガオールになると殺菌力は落ちるのですが、抗酸化力や免疫力はアップします。

ジンゲロールもショウガオールも血行促進作用があり、冷え性の改善や代謝向上などの効果があります。胃腸を刺激して消化を助けるので、生でも加熱してでもＯＫ。

メニューに合わせておいしく調理してください。

また、しょうがの香り成分は、ジンギベレンというポリフェノールです。食欲増進、解毒、疲労回復などに効果を発揮します。皮の近くに多く含まれているので、におい消しに使う場合は、皮ごとスライスして使いましょう。

ジンギベレン以外にも、皮の周りには有効成分が多いので、できるだけ皮をむかずに調理するとよいでしょう。

甘酢漬けにしたり、おろししょうがとはちみつをあわせた「しょうがはちみつ」にして、保存食として毎日いただくのもおすすめです。しょうがはちみつを適量カップに入れ、あたためた豆乳や牛乳を注いで飲むと大変おいしく、しょうがの有効成分もしっかり摂れます。

細胞膜やホルモンの材料…避けられがちな「油」にも大切な役割がある

「肥満の原因になる」「中性脂肪やコレステロールを上げる」などなど、とかく避けられがちなのが、油。特に、中高年になってくると「胃がもたれる」「消化に悪い」と、さらに油を避けてしまう人が増えます。

でも、少食な人が油を避けてしまうと、体のあちこちに支障が出ます。

なぜなら、油は効率の良いエネルギー源であるだけでなく、細胞膜やホルモンの材料になったり、体内で分解されて生命活動のエネルギー源になるなど、大切な働きをたくさんしているからです。

たとえば、油を摂らないと、ビタミンAなど脂溶性ビタミンの吸収が悪くなってしまいます。ビタミンAは粘膜や肌を作るのに必要な栄養素。不足すると、免疫力の低下や肌荒れ、老け顔などにつながってしまいます。

また、油を摂らないと腸の動きが悪くなり、便秘がちになります。実際、こうした傾向は、胃腸が弱く、少食な中高年女性によく見られます。

もちろん摂り過ぎは良くありませんが、油が足りなければ、栄養が整っているとは言えません。炒め物や焼き物を作るとき、ドレッシングをかけるときなど、恐れずに使ってください。

大まかな目安としては、1日でサラダ油大さじ1杯くらいは摂って問題ありません。フライや天ぷらといった揚げ物も、1週間に1回くらいなら、ぜひ食べてみてください。新鮮な油で揚げた揚げたてのものなら、胃もたれもしにくく、おいしくいただけると思います。

ピーラーを活用すれば、根菜がたくさん食べられる

中高年になってくると、だんだん敬遠してしまうのが、にんじん、ごぼう、大根といった根菜類です。根菜類を柔らかく調理するには加熱に時間がかかります。歯が悪い人や胃腸の弱い人は、かなり柔らかくしてあげないと、食べられないでしょう。

でも、食物繊維が豊富な根菜類は、ぜひ食事に取り入れていただきたい野菜です。ピーラーを活用してリボンのように薄くスライスし、煮物や汁物、鍋物などに入れて、おいしく召し上がってください。ピーラーで削るとかなり薄くなるので、火の通りが格段に早くなり、短い時間で柔らかく調理できます。

また、ごぼうに多く含まれる食物繊維の一種であるリグニンは、野菜の断面が広いほど増えるので、小口切りなどよりピーラーを使ったほうが、栄養的にもプラスに働きます。食べやすく、消化吸収も良くなるので、少食な方でもたくさん食べられます。

フードプロセッサーがあるだけで、栄養が摂りやすくなる⁉

日本人に不足しがちな食物繊維。腸内環境を整えるのはもちろん、動脈硬化の予防に働くなど、たくさんの良い効果をもたらしてくれるとても大切な成分です。

少食な人にも、ぜひ食物繊維をたくさんとっていただきたいのですが、そこであると便利なのが、フードプロセッサーです。

食物繊維が豊富に摂取できる食事に、大根おろし、長いもをすりおろしたとろろ、すりおろしりんごなどがあります。

でも、中高年になって握力が衰えてきたり、1人分だけ作るのが面倒になってきたりすると、こうした調理をしなくなっていくものです。そして、気づかないうちに食物繊維の摂取量も少しずつ減ってしまうのです。

でも、フードプロセッサーがあれば、問題は簡単に解決します。力もいらないし、時間もあっという間。ぜひ機械を利用して手間を省き、食物繊維をしっかり摂取し続けるようにしましょう。

その際、大根やりんごは、ぜひ皮つきのまますりおろすようにしてください。皮の近くの栄養も余すところなくいただけ、食物繊維の量も増やせます。

しかも、大根おろしには消化酵素が入っているので、食欲増進にも働きます。長いもは糖質が豊富なのでエネルギー源にもなりますし、すりおろしりんごは腸内環境を整えるのに役立ちます。

ちなみに、にんじんをすりおろしてドレッシングに混ぜると、食物繊維はもちろん、脂溶性のβ-カロテンも吸収しやすくなります。同様に、玉ねぎのすりおろしを混ぜてもおいしいです。玉ねぎは抗酸化力や免疫力アップに働くアリシンなどもたっぷり摂取できます。

なお食物繊維は、水に溶ける水溶性食物繊維と、水に溶けない不溶性食物繊維の2種類があります。

水溶性食物繊維には、果物や野菜に含まれるペクチン、海藻類などのヌルヌルした成分のアルギン酸などがあります。水溶性食物繊維は水に溶けてゼリー状になり、小腸での栄養の吸収を助け、食後の血糖値の上昇を抑えます。また、コレステロールやナトリウムを排出する効果もあり、動脈硬化や高血圧を予防します。そして、腸内細菌のエサにもなり腸内環境を整えるのに役立ちます。

不溶性食物繊維には、大豆やごぼうなどに含まれるセルロースや、豆類などに含まれるリグニンなどがあります。不溶性食物繊維は水分を吸収して便のカサを増やし、排便を促したり、近年の研究でその一部は腸内細菌のエサになっていることがわかってきました。

これほど体内でさまざまな働きをしてくれる食物繊維。少しでも摂る機会を増やして、ぜひ健康維持に役立ててください。

栄養が吸収されやすくなる、圧力鍋のすすめ

栄養バランスのためにしっかり自炊したいという方にぜひ使っていただきたい調理器具が、圧力鍋です。

「なんとなく怖い」「重い」と敬遠されがちですが、肉でも魚でも野菜でも、短時間でとても柔らかくなるので、特に高齢者がいるご家庭におすすめです。

圧力鍋は、蓋が密閉されることで具材から出る水蒸気が鍋の中にとどまり、結果的に鍋の中の気圧が上がり、100度以上の高温調理ができるようになる仕組み。そのため、短時間でも素材の組織が壊れて、とても柔らかく仕上がります。調理時間がどれくらい短くなるかは条件によってさまざまですが、おおよそ普通に煮込んだときの半分ほどで完成します。

調理時間が短くて済むのも魅力ですが、圧力鍋の最大のポイントは、栄養が吸収さ

れやすくなる点です。

にんじんやかぼちゃなどの野菜には、抗酸化作用が高いファイトケミカルが豊富に含まれていますが、圧力鍋でしっかり加熱し繊維が壊れることでより吸収しやすい状態になります。

ごぼうや大根などの根菜、かぼちゃ、いも類などの硬い野菜は、柔らかく煮込むことで歯が悪い方でも咀嚼しやすくなりますし、消化吸収もしやすくなり、しっかり栄養が摂取できます。

魚などは、骨ごと食べられるほど柔らかくすることもできるので、カルシウムの補給にも大いに役立ちます。

肉類も、豚の角煮、ビーフシチュー、すね肉のスープなど、繊維がホロホロになっておいしくいただけます。

電気式の扱いやすい圧力鍋も市販されているので、持っていない方は、検討してみてはいかがでしょうか。

少食の人も食欲が湧いてくる「香り」と「味」の工夫

中高年になってくると、あまりお腹が空かなくなってくる方が少なくありません。場合によっては、食事が目の前に出てきても食欲が湧かず、ある程度食べると残してしまうのです。

そんな少食の人の「おいしそうだな」「食べたいな」という気持ちを最大限に刺激するもの――それは、香りです。

食欲には、見た目や使われている食材なども関係していますが、香りは私たちの食欲にダイレクトに響きます。ですから、料理を作るときは、香り高いメニューを心がけるだけで、食欲をアップできるのです。

たとえば、炒め物はしょうがやにんにく、セロリなどで香りを出す。トッピングにはパクチーやパセリを、薬味にはみょうが、しそ、ねぎなどをたっぷり使いましょう。

八角、クローブ、ローリエ、タイム、バジルなど、ハーブやスパイスも効果的です。特にカレー粉は、味でも食欲を刺激します。

辛みや酸味も食欲をアップさせるのに役立ちます。料理を作るとき、唐辛子を効かせてチリ風味にしたり、揚げ物などにたっぷりレモンを絞るのも良いでしょう。

中でも私のおすすめは、酢の活用です。酢の種類によって味と香りが楽しめ、ほどよい酸味が食欲を引き出してくれます。

たとえば、和食の煮物などには穀物酢、洋食のマリネやドレッシングにはリンゴ酢、料理のソースに使ったりサラダに直接かけるならワインビネガーやバルサミコ酢がよく合います。しかも、味わいも本格的になっておいしく仕上がるので、料理そのものも楽しくなります。

香りや酸味によって食欲が増すと唾液の分泌も増え、消化吸収も良くなります。

「調理の手間が省けると、栄養が整う？」だから、この一手！

和食なら、炊き込みごはん、吸い物、焼き魚、煮物。洋食なら、パン、肉や魚のソテーと付け合わせ、具だくさんのサラダ。煮込みスープやシチュー、手の込んだパスタ料理などなど……。これらはいずれも、炭水化物やたんぱく質、脂質などがそろっていて、栄養バランスが整うメニューです。普段少食気味の人でも、できれば1日に1回は、こうしたメニューを食べるのが理想的です。

問題は、調理の手間。栄養が整ったおいしい料理はどうしても手間がかかるため、つい簡単なメニューばかり作ってしまい、その上、品数も少なく、栄養バランスが崩れている人は少なくありません。

もっと気軽に栄養が整うメニューをおいしく作れるようになったら、料理も楽しくなりますし、毎日、心も体もハッピーになれると思いませんか。

そこで私自身もよく使っている、たったひとつのコツをお教えしましょう。

それは、柚子塩やだし塩、トリュフ塩といった香り塩や、スパイスをブレンドしたシーズニングスパイスなどを使いこなすのです。

たとえば、ポークソテーやチキンソテー、サーモンソテーの下ごしらえの際、適したシーズニングスパイスをふりかけるだけで、ぐっとプロの味に近づきます。

肉や魚はもちろん、野菜の副菜にも活用できますし、ほかに特別なことをしなくても、お店風のおいしい味わいに仕上がります。手間が減るだけでなく失敗も少なくなるので、料理が楽しくなります。結果的に品数も増えて、栄養バランスが整ってきます。

さまざまなシーズニングスパイスが販売されているので、いろいろ使ってみて、使い勝手のよいものを常備しておきましょう。

柚子塩とガーリックソルトを備えておくだけでも、料理の出来がぐっと上がり、レパートリーも食べる量も増えてくるはずです。

〝とろみあん〟をレパートリーに加えておくと、食欲がないときに便利です

少食な方は、疲れて食欲が落ちると、つい食事をスキップしがち。心当たりのある方は、〝とろみあん〟をレパートリーに加えてください。食欲がないときでも、麺やごはんにかけるだけで、優しい味わいとさらりとした食感で、おいしく食べられます。

たとえば、水を1カップ鍋に入れて火にかけ、刻んだ小松菜1株分を入れて火を通し、溶き卵1個分、しょうゆとみりん各小さじ1杯を入れ、片栗粉小さじ1～2杯を倍量の水で溶いた水溶き片栗粉を加えてとろみをつけて完成です。

あるいは、水1カップに顆粒だしとしょうゆ小さじ1杯で味をつけ、刻みわかめ30gか、きのこ100gを入れて火を通し、水溶き片栗粉でとろみをつけます。片栗粉の代わりに大根おろしでも、とろりとした食感に仕上がります。

料理が苦手な人も栄養が整う、レンチン蒸しのすすめ

近年は、ハンバーグやミートボールはもちろん、さけの塩焼きからさばのみぞれ煮まで、レンジで温めるだけで食べられる主菜のお惣菜がいろいろ市販されています。

便利ですし、たんぱく質は補給できるのですが、気になるのは、そのほかに野菜の副菜を料理するのが面倒で、主菜とごはんだけで食事を済ませてしまいがちなこと。

そんなときは、野菜炒め用の袋入りカット野菜も一緒に買うようにしましょう。家に戻ったら、カット野菜を皿に載せ、ラップをかけて数分レンジで加熱するのです。もやしやせん切りキャベツでもＯＫです。

出来上がったら、粗びきこしょうをかけたり、レモン、ゆず、かぼすなどを絞るだけで、おいしくてヘルシーな温野菜サラダとしていただけます。加熱することで野菜のかさが減っているので、生野菜サラダよりもたっぷり野菜が食べられます。

みんなで作って各々持ち帰る、1週間に1回の作り置き

中高年になって食が細くなってしまう理由のひとつに、〝1人暮らし問題〟があります。家族がいた頃は毎日しっかり料理を作っていた人も、さまざまな理由で1人暮らしになると、だんだん料理が億劫になって、食事が疎かになってきてしまうのです。

確かに、1人分の料理を作るのは、食材の無駄が出やすく、面倒なものです。コンビニやスーパー、配食サービスなどを利用するのも良いですが、もし比較的近所に知人や友人、親戚などで同じように1人暮らしの方が2～3人いたら、週に1回、誰かの家に集まって料理と食事を楽しむ会を開いてみてはいかがでしょうか。

自分だけだと、どうしても料理に使う食材もメニューもワンパターンになりがちです。でも、たとえば3人集まれば、それぞれ使う食材も得意なメニューも違ってくるものです。さまざまな料理を食べるようになれば、栄養も整いやすくなります。

何より、人に食べてもらうことで料理に張り合いが出ます。お互い、得意料理の作り方を教え合ったりして、新しい発見にもつながります。できた料理をおしゃべりしながら食べるのは、心の栄養にもつながるでしょう。

仲間が見つかれば、活動パターンは状況に合わせていろいろとアレンジ可能です。たとえば、3日分ほどの主菜だけをいろいろ作って、分けて持ち帰る。こうすれば、家で1人で調理をする手間を大幅に減らせます。

また、反対に、家で作ってきた料理を持ち寄って、一緒に食事するのもよいでしょう。3人なら、主食、主菜、副菜と担当を当番制で決めれば、それぞれが1種類だけ作ればよいので、食材のロスも、調理の手間も削減できます。

料理と食事の時間を楽しいひと時に変えることで、栄養バランスを整えていきましょう。

第3章

少食でも病気にならない「食材の工夫」

にんじん、ブロッコリー、トマト…週ごとにひとつの緑黄色野菜を主役に

「いろいろな食材を食べて栄養バランスを整えましょう」と言われても、実際には、じゃあ、何を食べたらいいのか迷ってしまう、という方もいらっしゃると思います。

そんな方に、何はともあれ注目していただきたいのは、緑黄色野菜です。

厚生労働省は、緑黄色野菜を「可食部100g当たりβ-カロテン含有量が600μg以上の野菜」と定義しており、それ以外の野菜を淡色野菜としています。

具体的には、たとえばブロッコリー、ほうれん草、小松菜、青梗菜、にら、かぼちゃ、トマト、にんじん、ピーマン、グリーンアスパラガス、さやいんげん、オクラなどが緑黄色野菜。キャベツ、白菜、きゅうり、玉ねぎ、大根、なす、もやし、カリフラワー、れんこん、レタスなどが淡色野菜です。

緑黄色野菜は、厚生労働省の定義通り、体内でビタミンAに変わるβ-カロテンが

豊富であることが第一の特徴です。それだけでなく、ビタミンCやビタミンEも豊富な野菜が多いのです。もちろん、食物繊維もたっぷりと含んでいます。

そこで、緑黄色野菜を毎日積極的に食べる、食材のコツをご紹介しましょう。

毎週ひとつの緑黄色野菜を〝今週の緑黄色野菜〟と決めて購入し、その野菜を1週間で使い切ることを目標とするのです。

どれを選ぶかは、お好みや、その日に安く手に入るものなどでかまいませんが、ブロッコリー、ほうれん草、小松菜、トマト、プチトマトなどが使いやすいと思います。

たとえば1人分であれば、ブロッコリーを1個買ってきて、それを約1週間で使い切ります。家族2人分であれば2個です。

目安として、1人1週間分、トマトなら5個、プチトマトなら2パック、小松菜やほうれん草は1袋です。店によって1パック・1袋の個数や重量は異なるので、だいたいでかまいません。厳密に1日何g以上の緑黄色野菜をとるというよりは、まずは緑黄色野菜を毎日食べる習慣をつけることが肝心だと思います。

〝かたまり肉〟をゆでておくだけで、数日は安心！ 楽ちん！

中高年の女性や少食の方からよく聞かれるのが、「肉はあまり食べていません」という声です。

特に少食な方は、若い頃から肉が苦手な人が多く、ただでさえ不足しがちなたんぱく質が摂れていない人が少なくありません。

中高年の方は、毎日の食事でたんぱく質をしっかり摂らないと、筋肉量がどんどん減少し、疲れやすい体になっていきます。そして、動かないことでますます筋肉が落ちていき、やがては「虚弱」を意味する「フレイル」になりかねません。

フレイルが進行すれば、筋肉量の減少により手足が思うように動かなくなって、要介護になってしまうケースも出てくるのです。

いつまでも元気な体を維持したいのであれば、毎日、たとえ1食でも必ず肉を食べるようにしたほうがよいでしょう。

私のおすすめは、ある程度の大きさの肉のかたまりをシンプルにゆでておいて、少しずつ切り分けておかずにする方法です。豚のひれ肉、もも肉、鶏のもも肉、胸肉、どれでもかまいません。手に入るのであれば、牛肉でもよいです。

鍋に肉が浸かる程度の水を入れ、火が通って柔らかくなるまでゆでるだけです。豚肉などにおいが気になる場合は、しょうがやねぎの青い部分を少し入れてゆでるとよいでしょう。塩は入れなくてもかまいません。

ゆで上がったら、ゆで汁に浸かる状態で冷蔵庫で保存しておくと、3～4日は食べられます。食べるときは、好きな厚さにスライスして、軽く汁気を切って皿に盛り、電子レンジで軽く温めます。塩やこしょうをつけるだけでおいしくいただけますし、好みで、わさびじょうゆやマヨネーズ、ドレッシングなどにつけてもよいでしょう。これ一品作っておけば、数日間は、手軽に肉料理が食べられます。

残ったゆで汁でだしのきいたスープも作れますし、溶き卵や刻みねぎとごはんで、おじやなども作れます。

いも類を加えた料理が、ひと皿で栄養が整う理由

中高年になって少食になってくると、何種類も食事を作るのがだんだんしんどくなってくるもの。主食、主菜、副菜のすべてを用意するのが健康のために理想的とわかっていても、料理が好きな人以外、毎日続けるのは難しいと思います。

少ない品数でも栄養バランスを整え、エネルギー量も増やしたいなら、積極的に使ってほしいのが、じゃがいも、さつまいも、さといもなどのいも類です。

いも類を野菜と勘違いしている方は少なくないのですが、糖質が多いいも類は、栄養学的に野菜には含まれません。ごはんと同じ炭水化物のグループに入ります。

少食の方や調理が面倒になってきた方は、シチューを作るとき、必ずいも類を入れましょう。ごはんやパンの代わりになるので、主食を用意しなくても炭水化物も摂取でき、そのひと皿だけで栄養バランスが整いやすいのです。

同様に、大きなじゃがいもがゴロゴロ入ったポトフやスープカレーなども、ひと皿で食事になりやすいメニューです。

和食なら、肉じゃがはもちろん、煮しめや筑前煮がよいでしょう。こちらもごはんを炊かなくてもエネルギーを補給できます。

ただし、どのメニューもごはんやパンを用意しないのであれば、いも類はいつもより多めに入れるようにしてください。切るときも、少し大きめにしたほうが食べ応えが出ます。

ちなみに、糖尿病の食事療法では、いも類の摂取量が制限されます。それだけ糖質が摂れる食物だということです。つまり、少食の方やエネルギーが不足している方には、積極的に料理に取り入れていただきたい食物ということになります。

また、ひと皿で済むメニューは後片づけもカンタンなので、その点でも自炊の負担感を軽くできます。

野菜ジュースでごはんを炊けば、ビタミンとミネラルと食欲がプラス

一時は、〝肥満の原因になりやすい〟とか、〝血糖値を上げる最大の要因〟とか、とかく悪者扱いされていた、ごはん。

糖質制限ダイエットが流行した影響もあって、昨今、ごはんはあまり食べなくなってしまったという人が増えました。

しかし、毎食ごはんの量を減らして糖質が不足すると、体にさまざまな問題が起きます。

まず、筋肉のたんぱく質代謝に悪影響を及ぼし、筋肉量が減ってしまいます。

また、炭水化物が分解されてできるブドウ糖は脳のエネルギー源なので、頭が働かなくなったり、精神状態が悪くなったりします。

そもそもごはんを減らしてしまうと、お腹を満たそうとして脂っこいおかずの量が

増えがちなので、中性脂肪やコレステロールの値が上がりやすくなる危険性もあります。

適切なごはんの量は、年齢や性別、活動量などによって違いますが、60歳以上の方は、お茶碗に軽く1杯を目安としてください。

そして、食が細く、白いごはんだとあまり食が進まないという方は、野菜ジュースの炊き込みごはんを試してみることをおすすめします。

ごはんを炊くとき、水の代わりに、同量の野菜ジュースを使うのです。使用した野菜ジュースによりますが、炊き上りが緑だったりオレンジだったりして、ほんのり野菜の風味がするので、食欲も湧きます。

ごはんを炊くとき、コンソメを1合当たり小さじ1杯（4g）入れると、ピラフのように味も整い、おいしく食べられます。

加熱することでジュースに含まれていたビタミン類はある程度減りますが、全部なくなってしまうわけではありません。野菜ジュースのビタミン類やミネラル類がプラスできるので、白いごはんより栄養価が確実にアップします。

シューマイやギョーザを汁物の具にすると、こんなにいいことが！

手軽でおいしい冷凍食品として大人気のシューマイとギョーザ。最近のものはとても良くできていて、お店の味と比べても遜色ない商品が少なくありません。

そんなおいしいシューマイとギョーザは、ぜひ栄養補給のためにも活用していただきたいと思います。

シューマイやギョーザにはひき肉が入っているので、たんぱく質のおかずが足りていないときに非常に便利です。脂質もとれますし、皮は炭水化物なので糖質も補給できます。

シンプルなチャーハンやラーメンにプラスする一品としてはもちろん、うどんやそば、そうめんなどの副菜として、おかずが少なめでたんぱく質が足りていないメニューの補強などに最適です。

特に試していただきたいのが、汁物の具にすること。中華スープやコンソメスープをお好みの野菜を入れて作ったら、一緒にシューマイやギョーザも1人分につき2〜3個入れるのです。具だくさんの、おいしい汁物が完成します。

汁物なので、少食な人でも意外と無理なく食べられると思います。

調理が面倒なときにもおすすめです。ごはんやおかずがなくても、この一杯だけでたんぱく質、脂質、炭水化物、ビタミン、ミネラルがそろい、栄養が整います。

シューマイとギョーザは常に買い置きしておいて、たんぱく質源のひとつとして、活用してください。

エネルギー補給に、栄養補給に。アボカドが持つすごい力

〝森のバター〟と呼ばれるほど、エネルギーが豊富なアボカドは、食の細い人のエネルギー補給と栄養補給に最適な食材のひとつです。最近は値段が上がってきましたが、スーパーなどで特売になっていたら、必ず買っておくことをおすすめします。

アボカドは果物ですが、たんぱく質、脂質、ビタミン類、ミネラル類、食物繊維がたっぷり含まれており、特に、抗酸化力が高いビタミンEや、免疫力アップに深く関わっている葉酸などが豊富です。葉酸は、ビタミンB_{12}と協力して赤血球を作るときに役立つので、ビタミンB_{12}が豊富なまぐろ、さけなどの刺身と合わせて食べるとより効果的です。

また、ナトリウムの排出を促し、血圧が上がるのを防いでくれるカリウムも豊富。食物繊維と一緒に動脈硬化の予防に働きます。

アボカドの脂質の多くは、オレイン酸をはじめとする不飽和脂肪酸で、悪玉コレステロールを減らす働きが期待できます。また、果肉の変色防止にビタミンCが多いレモン汁をかけることで、アボカドのビタミンEとの相乗効果が生まれ、より抗酸化力が高まります。

これほど栄養豊富なアボカドですから、週に1個くらいは食べていただきたいと思います。そのためにも、ぜひ、アボカド料理のバリエーションを増やしましょう。

シンプルに生野菜と合わせるサラダはもちろん、薄めにスライスしてわさびじょうゆでいただく刺身もおいしいです。ディップにして食パンに塗ったり、野菜やクラッカーをつけて食べるのもおすすめです。

刻んで納豆と和えると、ごはんによく合うし栄養満点のおかずになります。

加熱調理すると苦みが出る場合がありますので、高温調理は避け、バゲットに乗せて焼くなど、短時間あたためる程度にしましょう。

いつもの食事で、おやつで、焼き海苔を1枚食べる

近年の〝のり弁ブーム〟や海外からの観光客増加などの影響もあって、人気が高まっている食材のひとつに、焼き海苔があります。ごはんによく合う昔ながらの日本の食材として、海外からも注目を集めています。実は、注目を集めているのは、そのおいしさだけではありません。その高い栄養価が、改めて見直されているのです。

海苔にはたんぱく質と食物繊維が含まれています。そして、見かけによらず、実はその約4割がたんぱく質です。

ビタミン類も幅広く含まれています。まず、体内でビタミンAに変わるβ-カロテン。ビタミンAは、皮膚や粘膜を健康に保ち、免疫力向上に働きます。そして、エネルギー代謝などが正常に行われるように酵素をサポートするビタミンB群（ビタミンB_1、ビタミンB_2、ビタミンB_6、葉酸、ビタミンB_{12}など）、高い抗酸化力を発揮するビ

タミンCとビタミンEなどです。

ミネラル類では、鉄分、カルシウムをはじめ、免疫力アップに欠かせない亜鉛、甲状腺ホルモンの生成や基礎代謝の維持に関係しているヨウ素、余分なナトリウムを体外に排出し高血圧予防に働くカリウムなどが含まれています。

さらに、アミノ酸の一種で、体内で肝機能の改善や疲労回復に効果を発揮するタウリン、コレステロールを減らしたり抗炎症作用がある必須脂肪酸のn-3系脂肪酸まで含まれているのです。

焼き海苔は大量に食べるものではありませんが、それでも毎日全型1枚を食べ続けることで、幅広い栄養素を体内に取り入れることができます。1枚を一度に食べるのではなく、あらかじめひと口サイズにカットして、1日かけて食べても良いです。ごはんのお供として、積極的にいただきましょう。

焼き海苔は、おやつとしてもおすすめです。少食の人は、口さびしくてお菓子などをつまんでしまい食事があまり食べられなくなることがありますが、焼き海苔なら大丈夫。しかも栄養が補給できるので、言うことなしです。

中高年には、普通のヨーグルトより、ギリシャヨーグルトがおすすめ

腸内環境を整え、免疫力アップにも働くヨーグルト。食べやすくて消化も良いので、中高年の方にもおすすめの食材です。

ただ、中高年の方が食べるなら、普通のヨーグルトではなく、ぜひギリシャヨーグルトを選んでいただきたいと思います。

ギリシャヨーグルトとは、その名の通り、ギリシャの伝統的な製法で作られているヨーグルトです。その歴史は古く、紀元前に遊牧民の間でヒツジやヤギのミルクを使って作られるようになったといわれています。その後、普通の牛乳が原料に使われるようになり、より食べやすくなったことで広まっていったようです。

私が普通のヨーグルトではなくギリシャヨーグルトをおすすめする理由は、たんぱく質含有量の違いです。

一般的なヨーグルトの100g中のたんぱく質量は約3・6gですが、ギリシャヨーグルトの場合は10g以上と、なんと倍以上も含まれているのです。

ギリシャヨーグルトにたんぱく質が多いのは、その製造工程に秘密があります。

普通のヨーグルトはミルクを温めて発酵させて作りますが、ギリシャヨーグルトは、その後にしっかり水切りします。そのため余分な水分や乳清が除かれ、濃厚でたんぱく質が豊富なヨーグルトになります。

ギリシャヨーグルト1個のたんぱく質量は約10gと書きましたが、これは、コップ1杯の牛乳や納豆1パックに含まれるたんぱく質量よりも多く、卵1個の6・2g、絹ごし豆腐半丁の8gよりも多いのです。

たんぱく質の1日の推奨量は、15~64歳の男性が65g、65際以上の男性が60g、18歳以上の女性が50gです。毎食少なくとも20gは摂ってほしいので、ギリシャヨーグルトをたんぱく質補給のサポートに活用してみてください。

価格は少し高めですが、味も濃厚でおいしいので、ぜひ一度お試しを。

ふわふわのイメージに反した、はんぺんの驚くべき実力

ふわふわとした食感で、少食な方や食欲が落ちている方でも比較的食べやすいはんぺん。魚のすり身に、やまいもなどを加えて撹拌することで気泡を作り、卵白などを加え、熱湯に浮かせて作ります。

はんぺんは、食べると口の中ですぐになくなってしまうので、それほど栄養価が高いイメージがないかもしれませんが、実は高たんぱくで低脂質の優良な栄養食品です。

たとえば、はんぺん、和牛肉肩ロース（皮下脂肪なし）、鶏卵それぞれ100gで比較すると、たんぱく質の含有量は、はんぺんが9・9g、肉が11・9g、鶏卵は11・3g。はんぺんは肉や鶏卵と比べて思ったほど差がないのです。

反対に脂質はわずか0・9gで、肉の34・1g、鶏卵の9・3gに比べて格段に低く、コレステロールなどが気になる方にもおすすめできます。

しかも、はんぺんは肉や卵に比べて、消化吸収率がとても高いこともわかっています。歯が弱ってきた方はもちろん、胃腸が弱ってきた方や、病中病後の方にもぴったりの食材といえるでしょう。

そして、何より助かるのは、調理しなくてもそのまま食べられる点。食事のときに何かもう1品と思ったら、袋から出して切って並べるだけで食べられます。加熱不要なので、小腹が空いたときのおやつにも最適です。

すでに塩味がついているので、何もつけないで食べてもおいしいです。

魚のすり身から作られているさつま揚げやちくわなども、はんぺん同様、手軽に食べられるたんぱく質の補給源としておすすめです。いつでも使えるように、冷蔵庫に1つ常備しておくと重宝します。

少食な人に多い便秘の悩みは、キウイフルーツでスッキリ！

私は長年、さまざまな方の栄養相談を行ってきましたが、少食な人には便秘で悩んでいる方が多い印象があります。

実際、少食になるとそもそも便の量が減ってしまうため、腸の働きも落ちて便秘気味になってしまうのです。

さらに、便秘がちな人は、50代後半くらいから増える傾向にあります。なぜなら、肌や骨、筋肉と一緒で、内臓も歳をとってどうしても働きが落ちてくるからです。若い頃は快便だったのに、なんだか最近便の出が悪くなったと感じている人は少なくないと思います。

便秘に効果的な食材といえば、食物繊維が豊富な豆類や根菜類、きのこ類、海藻類、発酵食品である納豆やキムチ、ヨーグルトなどが有名ですが、おすすめはキウイフルーツとプルーンです。

日本消化管学会が編集している『便通異常症診療ガイドライン２０２３』では、キウイフルーツ、プルーン、オオバコを慢性便秘症の患者さんに摂取してもらった研究において、いずれも薬に頼らない自発的な排便率と排便回数の増加が認められたと報告されています。

特にキウイフルーツは、健康な人にキウイを食べてもらいＭＲＩでお腹の状態を撮影したところ、小腸や上行結腸の容積が大きくなっていたそうです。排便回数の増加も認められたことから、キウイは腸の中の水分を増加させ、便を柔らかくして出しやすくすると考えられています。

ちなみに、この研究でふれられたオオバコにも便秘を改善する効果が認められましたが、粉末状でパンを焼くときに混ぜるなど、気軽に食べられる食材とはいえないでしょう。その点、キウイやプルーンなら、買ってくるだけでいつでも簡単においしく食べられます。間食やデザートに活用して、便通の状態を改善していきましょう。

骨粗鬆症予防のために知っておきたい、魚の缶詰の選び方

そのまま食べてもおいしいし、いろんな料理にも使えて便利な、魚の缶詰。お酒のつまみにもなるし、常備しておくと何かと便利です。

特に中高年の方は、どうせ魚の缶詰を買うなら、ぜひ「骨入り」の缶詰を選んでください。

50歳を超えると、徐々に気になってくるのが、骨粗鬆症です。

骨粗鬆症といえば、閉経後の女性が多いことで知られていますが、男性も油断はできません。60歳近くなって、健康診断などで身長を測ったとき、ほんの数ミリ背が縮んでいたことはありませんか。あれは、骨密度が下がりはじめたサインでもあるのです。

ですから男性も女性も、若いときから日々の食事で積極的に骨粗鬆症予防に努める

必要があります。カルシウムとその吸収を良くするビタミンDがたっぷり入っている骨入りの魚の缶詰は、骨粗鬆症を発症させないために最適な食材なのです。

中でも、さば、さけ、いわしなど、骨が食べられるほど柔らかく加熱されているものがいいでしょう。ぜひ骨も全部食べてください。

さらに汁にはカルシウムやビタミンDが溶け出しているので、煮物やみそ汁に入れれば、余すところなく栄養を摂取できます。

生の魚を買ってきて家で調理するのももちろんよいのですが、骨が食べられるほど柔らかく加熱するのはなかなか大変です。無理せず、缶詰を活用してください。

たとえば、さばやさけの水煮缶なら、野菜の入ったみそ汁に入れるだけで、栄養満点で食べ応えのある椀物が完成します。細かく切ったきゅうりなどの野菜と和えれば、すぐに食べられる一品になります。

健康長寿の人は、なぜ「高野豆腐」を常備しているのか

皆さんは、普段、高野豆腐を食べていますか？

かつては日本の食卓の強い味方として、煮物などの定番食材だった高野豆腐ですが、食生活の変化により、自分で調理して食べる人は減っているようです。

しかし近年、高野豆腐には、胃で消化されずに腸まで届く特殊なたんぱく質＝レジスタントプロテインが豊富に含まれていることがわかり、その生理機能が注目されています。

レジスタントプロテインはひと言で言うと、消化されにくいたんぱく質です。そのため、血糖値やコレステロールの上昇を抑えるのです。また、大腸に届くと腸内細菌のエサになるので、腸内環境を整える効果も期待できるとされています。

しかも、高野豆腐を普通の木綿豆腐と比較すると、カルシウムは6倍以上、鉄分は

約5倍と、ミネラル類も豊富に含んでいます。

では、なぜ高野豆腐にはレジスタントプロテインが豊富なのでしょう。その秘密は、時間をかけた製造工程にあります。

高野豆腐は、豆腐を凍結させ、低温熟成させたあとに乾燥させたものです。

まず、高野豆腐の原料となる豆腐を作るとき圧力をかけますが、その強い力によってたんぱく質同士の結びつきが強くなり、レジスタントプロテインが作られます。

さらに、凍結させる際、時間をかけてゆっくり凍結させることで大きな氷の結晶ができ、それによってたんぱく質が押されて結合が強くなり、さらにレジスタントプロテインが作られます。

高野豆腐は長期保存が可能ですし、水やお湯に1分ほど浸けておけば、すぐに使えて便利です。

定番の煮物やみそ汁はもちろん、鍋物や炒め物、揚げ物などにも使えます。さまざまなレシピが考案されていて、スイーツなども作れますので、一度検索してみてください。

トマトは生より、缶詰やジュースのほうがリコピンが多い

真っ赤なトマトは彩りが良く、生のままサラダなどによく使われます。

トマトにはβ-カロテンやビタミンCも豊富ですが、特筆すべきはリコピンの存在。

リコピンとは、トマトの赤やオレンジの色素で、カロテノイドの一種です。強力な抗酸化力を持ち、そのパワーはβ-カロテンの2倍と報告されています。紫外線による肌トラブルや、生活習慣病の予防、骨の健康維持などの効果が期待できます。

トマトでリコピンを摂取するというと、なんとなく生で食べるのが一番いいイメージがあるかもしれませんが、これは正しくありません。

トマトのリコピンは、生のものよりも加工したもののほうが、その含有量は多くなります。１００g中のリコピンの量は、生のトマト3㎎に対して、トマトジュースはなんと19㎎も含まれているのです。

生のトマトは完熟する前に収穫されていることが多く、逆に、加工品のトマトは完熟してから収穫するためリコピンが多く含まれています。

さらに、リコピンは加熱すると吸収率が3〜4倍アップするという特性を持っています。リコピンは皮の細胞壁の内側にあるため、加熱することで細胞壁が壊れるからです。缶詰などの製品は、殺菌のために一度加熱処理を施しているため、そのまま生で食べるよりリコピンの量が増えています。

ですから、リコピン摂取を最大の目的とするなら、トマト缶や缶詰のジュースを利用するのがよいのです。

リコピンの1日の必要量は決まっていませんが、15〜20㎎が望ましいとしている研究者もいます。これを普通のトマトで摂るとしたら大2個、ミニトマトだと15〜17個ほど食べる必要があり、なかなか大変です。

缶ジュースなら1本で十分なリコピンが摂れるので、無理に野菜で摂るより手っ取り早いですし、何より手軽です。

ちなみに、リコピンはオリーブ油などの油と一緒に摂ると吸収率が上がるので、ジュースに少しオリーブ油を加えてもよいでしょう。

トマト缶を使ってトマトシチューやトマトソース、トマトスープなどを作れば、生から作るより手間がかかりません。手軽にたっぷりリコピンを摂取してください。

抗酸化作用に注目！魚を選ぶなら血合いのある切り身を

まぐろをはじめ、さば、かじき、めかじきなどの血合い部分は、一般的には生臭みが強いとして、敬遠される傾向にありました。

しかし近年、血合い部分に多く含まれるある成分が発見され、健康のためにも、血合い部分は積極的に食べたほうが良いと言われるようになってきました。

その成分とは、セレノネインです。２０１０年、水産総合研究センター（現、国立研究法人水産研究・教育機構）の山下倫明博士、山下由美子博士によって発見された新しい化合物質で、特にまぐろ類、かじき類、さば類などの回遊魚の血合筋や血液に多く含まれています。

セレノネインの最大の特徴は、その驚くべき抗酸化作用にあります。

セレノネインは、セレンを含んだ化合物なのですが、そもそもセレンは抗酸化酵素のグルタチオンペルオキシダーゼの合成に欠かせない必須ミネラルで、抗酸化作用や有害物質を体から除去する作用を持っています。

その加工物であるセレノネインは抗酸化作用が驚くほど高く、ビタミンEの約500倍という報告もあります。しかも、セレノネインは約2週間体内にとどまるといわれ、長時間に及び、抗酸化作用を発揮してくれると考えられています。

つまり、セレノネインが豊富な魚の血合い部分を毎日のように食べていると、強力な抗酸化作用により、病気発症のリスクを下げ、老化予防にも役立つというわけです。

魚を購入するときは、一般に血合いが少ないパックを選ぶ人が多いですが、これからはぜひ血合いがそれなりに入っているものを選ぶようにしましょう。そして、少食な人は血合い部分を残しがちですが、反対に血合いから積極的に食べることを習慣化していきましょう。

血合いの生臭みがどうしても苦手という人は、ガーリックバター焼きにしたり、しょうがをたっぷり入れて煮ると、おいしくいただけます。

ぜひ常備したい、ビタミンDが豊富な「サケフレーク」の利用法

ビタミンといえば、主なところでビタミンA、ビタミンB群、ビタミンC、ビタミンD、ビタミンEなどがあります。どれも私たちの健康を維持するために欠かせない栄養素ですが、中でも摂りづらいのが、ビタミンDです。

ビタミンDは、骨や筋肉を強くする、アレルギーや炎症を抑える、うつ病の予防に働く、カルシウムの吸収を良くするなど、大事な働きをいくつもしています。

特に重要なのが、免疫力の調整です。実際、血中のビタミンDの濃度が高い人ほど、免疫力が活性化していることがわかっています。

しかしビタミンDは、含まれている食材が限られており、意識して食材を選んで食事をしていないと、誰しも不足してしまう可能性が高いのです。

ビタミンDは野菜や果物、豆類にはほとんど含まれていません。

反対にビタミンDが豊富な食材といえば、魚介類です。さけ、さんま、かれい、いさき、かつお、真いわしなどに豊富で、中でもさけはダントツ。1切れ（80g）で25・6μgものビタミンDを含んでいるので、3分の1切れでも、1日の目安量（男女18歳以上）8・5μgをほぼクリアできることになります。

そこで私は、ビタミンD補給のために、サケフレークのレトルトパックや瓶詰めなどを常備することをおすすめしています。

温かいごはんにかける、トーストやピザにのせる、パスタやチャーハンの具として使う、野菜と和える、ポテトサラダやマカロニサラダに混ぜるなど、和洋中幅広く活用でき、とても重宝します。

さけの適度の塩味で、少食の方でも自然と食が進むので、エネルギー補給の面からも役立ちます。

作り置きしておくと便利な「肉そぼろ」は、作るのも簡単

中高年になってくると、料理も面倒になって、ついそばやうどん、チャーハン、ラーメンなどの炭水化物でお腹を満たそうとしてしまう方が増える傾向にあります。

その結果、どうしても不足しがちなのが、やはりたんぱく質です。本書では、たんぱく質をできるだけ手軽にとっていただくためのアイデアをいろいろご紹介していますが、この「肉そぼろ」もそのひとつ。簡単に作れる上に、冷蔵庫で5日くらいは持つので、一度作っておくと便利です。

まず、作り方を紹介しておきましょう。

鍋に油をひいて熱し、200～300gくらいの豚ひき肉とすりおろししょうが少々を入れ、ひき肉がポロポロになるように炒めます。そこに、みりん、しょうゆ、水、砂糖を各大さじ2～3入れ、汁気が少し残るくらいまで煮詰めたら完成です。

もちろん、鶏ひき肉で作ってもかまいません。鶏のほうがあっさり味に、豚のほうがコクがある味になります。

完成した肉そぼろは、温かいごはんにかけるだけでもおいしくいただけますし、みそ汁に入れるなど、いろいろな料理にアレンジが可能です。

たとえば、サラダやゆで野菜、野菜炒めや野菜の煮物にかけたり、せん切りにしたじゃがいもやさつまいもを電子レンジで加熱してその上にかければ、手軽にたんぱく質をプラスできます。

ひと手間かかりますが、水溶き片栗粉を使ってそぼろあんにすると、さらにレパートリーが広がります。さといもやさつまいも、かぶ、白菜、さやいんげん、にんじんなどの煮物、風呂ふき大根、卵焼きなどにかけたり、そぼろあんかけごはん、そぼろあんかけうどんなどにしてもよいでしょう。

毎回そぼろから用意するのはちょっと面倒でも、冷蔵庫に完成したそぼろがあれば、調理の負担感を減らせるはずです。肉そぼろで調理の手間を減らして、上手にたんぱく質を摂取してください。

少食の人は、無脂肪の牛乳を水代わりに飲む!

骨粗鬆症が気になる年齢になると、女性を中心に「カルシウムは意識して摂るようにしています」とおっしゃる方が増えます。

とても素晴らしい心がけなのですが、よくお話をうかがってみると、カルシウム補給の方法としてはあまりおすすめできない食習慣を続けている方が少なくありません。

たとえば、「カルシウムといえば牛乳」ということで、「毎日牛乳を1ℓ飲んでいます」という方もいらっしゃいました。

カルシウムの推奨量は、30〜74歳男性は1日750㎎、75歳以上の男性は700㎎、18〜74歳女性は650㎎、75歳以上の女性は600㎎です。

そして、牛乳に含まれるカルシウムは、コップ1杯(200㎖)で227㎎。ですから、1日に1ℓ、コップ5杯程度の牛乳を飲めば、カルシウムの推奨量は余裕でクリアできたことになります。

でも、この習慣には大きな問題があります。

実はコップ1杯の牛乳には、コレステロールや飽和脂肪酸も含まれており、7・2gの脂質が含まれています。もし、1日1ℓの牛乳を飲むと、それだけでエネルギー量は、なんと628kcal、脂質36・1g、コレステロール124mg、飽和脂肪酸24gも摂ることになります。これらはほかの食事にも含まれているので、毎日これだけの牛乳を飲んでいたら、完全に摂り過ぎになります。

そこで、少食の中高年の方がカルシウム補給を目指すなら、私は毎日無脂肪牛乳を水代わりに飲む習慣を提案しています。無脂肪牛乳1ℓは、エネルギー量319kcal、脂質1・0g、コレステロール31mg、飽和脂肪酸0・52gです。

無脂肪牛乳でしたら、カルシウムは普通の牛乳と同等（200mℓで206mg）に含まれていて、脂質はわずかしか含まれていないので、カルシウムがしっかり摂れ、脂質の摂り過ぎも防げます。エネルギー補給にもなるので、食が細い方にもおすすめです。

無洗米を使うと、ビタミンB1の補給に役立つ

ビタミンB1欠乏の症状のひとつに、脚気《かっけ》があります。脚気は、典型的な初期症状として全身倦怠感があり、進行すると手足のしびれなどの神経障害のほか、心不全を起こして命を落とすこともある病気とされています。

食生活が豊かになった現代では、ビタミンB1不足で脚気になる人はあまりいませんが、最新の研究で、ビタミンB1の重度の欠乏（脚気）まではいかないけれども、軽度の不足であっても心不全のリスクになる可能性が指摘されました。

ビタミンB1は豚肉に豊富なので、週に何回か豚肉を食べていただきたいのですが、少しでもビタミンB1を効率良く摂取する、ちょっとしたコツをご紹介しておきましょう。

それは、無洗米を使うこと。

ビタミンB1は水溶性ビタミンなので、お米を研ぐとかなりの量が流出してしまいます。なんと、約6割ものビタミンB1が失われてしまうことがわかっています。

また、炊くときは水道水ではなく、ミネラルウォーターなどを使いましょう。ビタミンB1は塩素によってさらに減少してしまうからです。

「日本人の食事摂取基準」2025年版によると、ビタミンB1は、推定平均必要量（半数の者が必要量を満たす量）を下回った栄養状態にあると、欠乏または不足の症状が現れやすい栄養素と考えられています。また、災害時などの栄養補給時に優先すべき栄養素と考えられています。

このビタミンB1補給法は、毎日のお米を無洗米にするだけですから、実に簡単です。研ぐ手間もなくなるので、私もときどき使っています。

たんぱく質のためには、どの肉を選べばいいのか？

厚生労働省が5年に1度発表している「日本人の食事摂取基準」2020年版、2025年版（2025年4月スタート）ともに、1日のたんぱく質推奨量は、15～64歳の男性が65g、65歳以上の男性が60g、18歳以上の女性が50gです。

こうお話すると、「じゃあ、鶏肉を毎日1食100g食べていれば十分ですね」と勘違いされる方もいるのですが、先ほど挙げた数字は純粋にたんぱく質（栄養素）の量ですので、実際の肉の量とは異なります。

たんぱく質は、肉や魚介類、卵、大豆製品などに豊富ですが、何をどれだけ食べると1食20gのたんぱく質を効率良く摂取できるのか、例を挙げておきます。

まずは肉です。肉の場合、もっとも効率的なのは、鶏の胸肉とささみで、鶏むね肉は皮なし100g、ささみも100gでたんぱく質を20g摂取できます。豚ならひれ肉110g、牛ならもも肉110g、ひれ肉120gです。

魚介類では、まぐろ100g、さけ100g、さば110gで、それぞれたんぱく質が20g摂れます。えびならたとえばバナメイエビ120g（大7尾）、するめいか150g、ゆでたこ130gです。

肉と魚介類に比べると意外と少ないのが、卵と豆腐です。卵（Mサイズ）だけでたんぱく質20g摂ろうと思ったら、4個必要です。木綿豆腐なら300g、絹ごし豆腐なら375g必要です。

ですから、卵を1食に1個食べるなら、少しでもたんぱく質の量を増やすために、Lサイズを選ぶようにしましょう。Mサイズよりも、たんぱく質が1g多く摂れます。豆腐はそれだけでたんぱく質を補給しようと考えず、肉や魚介類、卵など、別のたんぱく質源と組み合わせて食べるようにしましょう。

オリーブ油の価格が高騰…オレイン酸は、ひまわり油やサフラワー油でも摂れる

中高年になってくると、男性も女性もどうしても高くなってくるのがコレステロール値。高過ぎると動脈硬化、脂質異常症の要因になるため、日々コレステロール値を気にしている方は少なくないでしょう。

そんなコレステロールを下げる効果があるとされている脂肪酸のひとつが、オリーブ油に豊富なことでも知られる、オレイン酸です。一価不飽和脂肪酸の一種で、生活習慣病を予防する効果があるとされています。

そこで、健康のためにオリーブ油を積極的に日々の料理で使っているという方が多いのですが、実は、オレイン酸摂取を目的とするなら、オリーブ油にこだわる必要はありません。

一般にあまり知られていないのですが、オレイン酸を豊富に含み、しかも高価なオ

リーブ油よりもリーズナブルな油が普通に市販されているのです。

そんなうれしい油は、「ハイオレイック種を使用」とうたわれている、ひまわり油やサフラワー油です。

ハイオレイック種とは、オレイン酸を豊富に含むように改良されたひまわりやサフラワーの品種のことです。一般のひまわり油にオレイン酸はわずかしか含まれていませんが、ハイオレイック種のひまわり油の場合、80％近くもオレイン酸を含んでいます。しかも、酸化しにくいという特長も持っています。

ちなみに、ひまわり油には、「リノール酸」という脂肪酸を多く含む「ハイリノール種」もあります。リノール酸は、多価不飽和脂肪酸の一種で、こちらもコレステロールを下げたり、動脈硬化を予防する働きがあります。

円安・物価高により、オリーブ油も年々高騰しています。オレイン酸摂取が目的なら、ひまわり油やサフラワー油に変えてみるのも一案です。ただし、どちらも脂質は脂質なので、少食な方でも摂り過ぎには注意してください。1日大さじ1杯が目安です。

第4章

少食でも病気にならない「買い物の工夫」

食材の買い物は、10品目そろえることを意識すればOK

栄養バランスを考えるとき、よく意識されるのが、主食、主菜、副菜をそろえること。それは確かにその通りなのですが、「実際に買い物をするときは、そこまで考えられない」と思った方が多いのではないでしょうか。

買い物は、1週間分など、数日分の食材をまとめて購入することが多いでしょう。事前に1週間分の食事の主食、主菜、副菜のメニューを決めて、それに合わせて買い物をするのは、一般のご家庭では難しいと思います。

そこでここでは、メニューを考えておかなくても栄養が整う買い物のポイントをお伝えしましょう。

買い物のときは、10品目をそろえることを意識するのです。

10品目とは、肉、魚、卵、大豆・大豆製品、牛乳・乳製品、野菜（緑黄色野菜を中

心に)、海藻、いも、果物、油脂のこと

これは、東京都福祉局などが、中高年が栄養不足などで陥りがちな「フレイル」(虚弱)を予防するために推奨しているもので、毎日摂るべき食品目を10個のカテゴリーにまとめたものです。

本来は、主食以外に毎日この10品目を食事に取り入れることが望ましいとされていますが、難しく感じる人は、1週間で10品目を食べることから意識してみるとよいでしょう。

そのためには、まず、毎週の買い出しで10品目を買いそろえておくこと。

そして、毎日の献立は、家にある食材を見ながら臨機応変に考えていきましょう。

買ってきた食材を使い切れば、1週間で10品目をひと通り食べたことになります。

食材を買ってしまえば、もったいないので料理に使う気になりますし、献立もイメージしやすくなるでしょう。1週間単位でみたとき、栄養バランスもほぼそろっているはずです。

「栄養が整う汁物」が簡単に作れる買い物術

少食の人や調理が面倒な人でも栄養を摂りやすいのが、汁物です。好きな食材を適宜カットして煮込み、味を整えれば完成です。具だくさんなら、それだけで立派なおかずになりますし、ごはんと一緒にいただくことで栄養バランスも整います。

では、栄養バランスが整う汁物が作りやすくなる、買い物と食材選びのコツをご紹介しましょう。

まず、買い出しで、次のA、B、Cの食材をすべて買っておきます。

A：袋入りせん切りキャベツ、もやし
B：オクラ、ブロッコリー、いんげん（いずれも冷凍で可）、プチトマト
C：魚のすり身、ハンバーグや鶏団子のたね、豆腐

食材がそろったら、A、B、Cそれぞれから毎食1品ずつ計3種の食材を選び、鍋で水と共に煮込み、好みの味つけにして汁物にするのです。

魚のすり身、ハンバーグや鶏団子のたねは、ひと口サイズにスプーンですくって沸騰した鍋に入れて利用します。

毎食汁物を作るのが面倒なら、多めに作って、それを1日3食いただくのでもよいと思います。そして翌日は、A、B、Cそれぞれから昨日とは違う組み合わせの食材で汁物を作るのです。

すでにお気づきの方もいらっしゃると思いますが、Aは淡色野菜、Bは緑黄色野菜、Cは良質なたんぱく質源です。この組み合わせで調理すれば、毎食必ず、淡色野菜、緑黄色野菜、たんぱく質が摂れることになります。

これらの食材が常備されていれば、おじや、うどん、具だくさんの健康的なラーメンも作れるので、栄養バランスが整った食事が作りやすくなります。

1日1食は、ワンプレートの冷凍食品の手を借りる

中高年の方にお話をうかがっていると、「健康には気をつけたいけれど、とにかく毎日の調理が負担」とおっしゃる方が少なくありません。近年、私自身も実感しているので、皆さんのお気持ちはよくわかります。

そこで、私からの提案です。

これからは、無理して1日3食自炊するのはやめてしまいましょう！　そして、1日1食は、主食、主菜、副菜がしっかり入ったワンプレートの冷凍弁当にすると決めてしまうのです。

最近は、健康に気をつけたい方や中高年の方を対象とした、栄養バランスやカロリーがしっかり考えられたワンプレートの冷凍弁当がスーパーで手に入ります。メニューも豊富で、さまざまな食材が使われているので、自炊するより、むしろ栄養バラン

スが整いやすいと思います。

メニューとしては、たとえば「五目ごはんと鶏の野菜の黒酢あん」「カレーピラフとチキンハンバーグ」など、自分で全部作ろうと思ったらなかなか手間がかかってしまうものが多いです。

ただし、こうしたワンプレートの冷凍食品は、可能であれば、1日1食か2食の活用とし、少なくとも1食は自分で作られたほうが良いと思います。

毎食、同じメーカーの弁当を食べていると、どうしても味に飽きてきますし、自分で調理することで買い物にも出かけて体も動かすので、健康維持や認知症予防に役立ちます。

ですから、可能な範囲で自炊を続けながら、1日1食くらいはワンプレート弁当を活用することにしましょう。それだけでも、気持ちがずっとラクになるはずです。

もうしばらく自炊を続けようと考えている方も、いくつか冷凍庫に常備しておけば、疲れて何も作る気がしないときの〝お助けメニュー〟になります。無理に自炊しようとして簡単なもので済ませてしまうより、栄養をしっかり摂ることができます。

栄養がギュッと詰まった、肉や魚や野菜の見分け方

買い物のときに悩みがちなのが、生鮮食品の選び方。

工場で製造された食品は一般に品質がそろっていますが、肉、魚、野菜は、商品によって栄養価も鮮度もかなり違うのが現実です。せっかく買うのであれば、〝いいもの〟を選んで、効率良く栄養を摂り入れましょう。

まず、肉ですが、牛肉は赤身部分の赤色がきれいで、色が均一で濃淡がないもの。豚肉は淡いピンク色でツヤがあり、見るからに弾力があるもの。鶏肉は皮のブツブツがはっきりしているものが新鮮です。

少食の方が少量の肉で摂取エネルギーを増やしたいのであれば、脂身がある程度ついているもの、もしくはひき肉を選びましょう。

魚は、あじはぜいごがくっきりしているほうが新鮮です。いわしは黒目がはっきり

していて、尾びれがピンと張っているもの。さんまは口先が黄色で、背が青く光っているものを。いずれも、目は白く濁っていないものを選んでください。

切り身の場合は、血合いがある程度入っていて、血合いの色がくっきりしているものがよいでしょう。たらは鮮度が落ちると白くなってくるので、ほんのりピンクがかっているものが良いです。さばは淡いピンク色で、赤みがかっているほうが新鮮です。さけは皮と身の間の白い部分の面積が大きいもののほうが脂がのっています。皮の柄の白と黒にメリハリがあることもポイントです。

どの魚も、脂がのっているもののほうが、少食の方のエネルギー量アップにはおすすめです。旬の魚は脂がのっていて栄養価も高く、価格も安いことが多いので狙い目ですね。

最後に野菜です。

ブロッコリーは、表面が紫色を帯びているもののほうが糖分が多くおいしいです。キャベツは外側の緑色が濃く、ずっしり重くて、軸の切り口がきれいなものを。半分に切ってある場合は、切り口が黄色いほうが新鮮です。反対にレタスは、見た目より軽いもののほうが葉が柔らかくおすすめ。切り口がピンクがかっていたら鮮度が落ちている証拠です。きゅうりはいぼがはっきりしていて両端がしっかりしているものを。トマトはずっしりと重みがあり、お尻に星のような模様が白く浮き出ているものを選びましょう。

ちなみに果物は、熟してセールになっている場合はすでに鮮度が落ちている可能性が高いです。まだ少し早いかな、という状態のものを買って来て、家で少し追熟させてから食べるのがおすすめです。

果物はビタミン類が豊富ですが糖類も多く含んでいるので、たくさん食べるのは栄養バランス的にNG。適量は1日200g程度です。ですから、できるだけ品質の良いおいしいものを買って来て、そのぶん、食べる量は抑えましょう。

レトルトのミートボールと冷凍野菜を常備する

レトルトのミートボールは、お弁当のおかずとしてはもちろん、何か1品足りないときに頼りになる、便利な商品です。手軽にたんぱく質の補給に役立つので、定期的に購入しましょう。

併せて常備しておきたいのが、ほうれん草、ブロッコリー、いんげん、和風ミックス野菜、ミックスベジタブルなどの冷凍野菜です。

これらは別々でもいろいろなおかずの具材になる上に、一緒に使うことで、栄養が整った一品がいつでも簡単に作れます。

まず、好みの冷凍野菜を器に移し、電子レンジで解凍します。そこにレトルトのミートボールを加えて混ぜ、再び電子レンジで温めるだけ。あっという間に、たんぱく質と野菜の両方が一度に摂れる、栄養が整ったメインのおかずの完成です。

コンビニの〝袋野菜〟は、1食当たりの野菜が摂れる

コンビニで食事を済ませようと思ったとき、気をつけたいのが野菜不足。出来合いのサラダを1品追加するのもよいですが、最近は値段が高いのが気になります。

そこで、コンビニに行ったら、お弁当などと一緒に百数十円ほどで売られている袋詰めのミックス野菜、もやし、せん切りキャベツなどをぜひ買ってください。弁当以外でも、カップラーメン、おにぎり、菓子パンなどを買うときも同様です。

〝袋野菜〟にはだいたい100gほど入っているので、弁当などと一緒に食べることで、1食分の野菜の目標に近い量をとることができます。

こんなに食べられるかなと思うかもしれませんが、家に帰ったら野菜を器に移してレンジで加熱してください。カサがだいぶ減るので、ポン酢やドレッシング、マヨネーズなどにつけて食べれば、意外と1袋、ぺろりと食べられます。

野菜が足りないときは、プチトマトが大活躍！

毎日の食事で栄養を整えるために大活躍するのが、プチトマト。野菜がちょっと足りないと感じたとき、洗って添えるだけなので、手軽で便利に使えます。

プチトマトには、β-カロテンやビタミンC、食物繊維が豊富。しかも、抗酸化作用が高いリコピンは、普通のトマトより多く含まれています。

実は、プチトマトを12個食べれば、1食当たりの野菜の適量といわれている120gをクリアできます。12個はちょっと大変かもしれませんが、6個プラスほかの野菜と組み合わせれば、十分おいしく食べられるでしょう。

いつでも食べられる野菜としてきゅうりを常備する方が多いのですが、栄養価で考えるとプチトマトのほうが断然上です。これからはプチトマトもぜひ、必ず買う野菜のリストに加えてみてください。

カルシウムとたんぱく質の補給に、プロセスチーズとカッテージチーズ

中高年になったら特にしっかり摂っておきたい、カルシウムとたんぱく質。この2つの栄養素を補給しやすい便利な食材が、チーズです。

中でもおすすめは、ひと口サイズに個別包装されているプロセスチーズとカッテージチーズ。両方とも冷蔵庫に常備し、いつでも食べられるようにしておきましょう。

プロセスチーズは、間食におすすめです。小腹が空いたなと感じたら、お菓子ではなく買っておいたチーズを食べるのです。油が多いスナック菓子や糖質たっぷりの甘い物を食べるより、ずっと健康的ですし、食べ応えもちゃんとあります。

カッテージチーズは、サラダにかけたり、サンドウィッチの具にしたりもできますし、汁物、スープ、煮物などのトッピングにも使えます。

やっぱり「納豆」は、毎日食べたいスーパーフード

良質なたんぱく源であるとともに、腸内環境をしっかり整えてくれる、納豆。納豆はたんぱく質をはじめ、食物繊維、ビタミンB群、ビタミンE、ビタミンK、カルシウム、鉄、マグネシウム、カリウムなど豊富な栄養が含まれている、毎日食べたいスーパーフードです。

ところで皆さんは、粒納豆とひきわり納豆のどちらを食べていますか。栄養相談でいろいろな方にうかがってみたところ、基本的に粒納豆を好む人が多く、反対にひきわり納豆が好きな方はひきわりしか食べないなど、どちらか一方に決めて購入している方が多い印象でした。

でも、腸内環境を整えたいのであれば、ぜひとも、粒納豆とひきわり納豆の両方を購入し、できれば交互に食べていただきたいと思います。

なぜなら、粒納豆にもひきわり納豆にも、それぞれに良い特長があるからです。

まず、腸内細菌のエサとなる食物繊維は、粒納豆のほうが多いです。

でも、腸内環境を良くするためには、腸内で食物繊維を一部糖に変える必要があるのですが、その際に必要になるビタミンB1をより多く含んでいるのは、ひきわり納豆のほうです。同じ納豆でも、その差はなんと2倍です。

ですから、粒納豆とひきわり納豆を毎日交互に食べると、どちらか単独で食べ続けるより、腸内環境が整いやすくなるわけです。両方を半分ずつ、ミックスして食べてもいいですね。

買い物をするときは、ぜひ両方の納豆を購入するようにしてください。

ただし、胃腸の調子が落ちている方には、ひきわり納豆をおすすめします。ひきわり納豆は、大豆の皮をとってから砕いているので、非常に消化が良いのです。

少食の人に、ときどきひきわり納豆を選んでほしいワケ

腸内環境を整えるために、粒納豆だけでなく、ひきわり納豆も食べていただきたいのですが、骨や筋肉などが衰えて日常生活に支障が出る状態であるロコモティブシンドロームの予防という点からも、ひきわり納豆を選択肢に入れていただきたいと思います。

中高年の方や少食の方の栄養相談をしていて、私が真っ先に気になるポイントのひとつが、栄養不足による骨粗鬆症やサルコペニアの発症です。食事の量が足りないと、徐々に骨密度や筋肉量が下がっていってしまうからです。

ロコモティブシンドロームを予防するためには、たんぱく質はもちろん、カルシウムやマグネシウム、ビタミンK、ビタミンB_6をしっかり摂る必要があります。

特に、ビタミンKやビタミンB_6の補給のために食べてほしいのが、実は納豆です。

中でもおすすめはひきわり納豆。粒納豆の約1・5倍ビタミンKが含まれています。

日本骨粗鬆症学会は、骨の健康維持のために1日250〜300㎍のビタミンKの摂取を推奨していますが、ひきわり納豆1パックで400㎍以上のビタミンKが摂取できます。これは、推奨量の約10％になります。

粒納豆が好きな方も、ときどきひきわり納豆を選ぶとよいでしょう。

加齢とともに乱れがちな腸内環境を整える、正しいキムチの選び方

加齢とともにどうしても乱れがちになってくる腸内環境。

若い頃、腸の状態が良く、毎日快便だった方も決して油断できません。腸内環境も体と一緒に老いていくため、年齢が上がるにつれ、お腹の不調を感じる人は増えていきます。

腸内環境を整えるためには、腸内細菌のエサとなる水溶性食物繊維の摂取を心がけることが、まず大切です。水溶性食物繊維は、わかめやひじきなどの海藻類、アボカド、キウイフルーツ、なめこ、納豆などに比較的多く含まれているので、積極的に食事に取り入れましょう。

また、腸内細菌の中でも良い働きをする菌として有名なビフィズス菌は、年をとると減っていくことがわかっています。

ビフィズス菌や乳酸菌といった有用な腸内細菌を体内で増やすために、ヨーグルトをはじめとした乳製品をとることも大切です。

そして、乳酸菌を増やすためにもうひとつおすすめしたい食材が、キムチです。少食な人でもごはんが進む一品なので、常備しておくとよいでしょう。

ただし、キムチを買うときは、乳酸発酵している本格タイプのものを必ず選ぶこと。日本で売られているキムチには、大別して2種類あります。ひとつは日が経つとだんだん酸っぱくなる本格タイプで、韓国の伝統的な製法で作られているもの。もうひとつは日本人の好みに合うように調整されているものです。

本格タイプが熟成が進むと酸っぱくなるのは、乳酸発酵が進んでいるから。つまり、乳酸菌が含まれている証拠です。

一方、調整タイプは製造工程で乳酸発酵が遅らされてしまうため、時間が経っても酸っぱくなりません。乳酸菌はあまり含まれていないのです。

実は、この2つのタイプの違いは容器や売られている状態を見るだけでわかります。本格タイプは乳酸発酵が進んでガスが出ても耐えられる硬い容器に入れられ、スクリュー型のフタなどでしっかり閉じられています。あるいは、韓国料理専門店の店頭などで量り売りされているものも、本格タイプです。

一方、ビニールパックなどの柔らかい容器に入っているものは、調整タイプです。なぜなら、乳酸発酵が進まないのでガスが出ないため、硬い容器にする必要がないからです。

調整タイプのキムチも食物繊維は豊富ですし、酸味が強くならないほうが好みだという方は、そちらを選んでもかまいません。

ただ、味的にどちらでもかまわないのであれば、どうせなら本格キムチを選んで乳酸菌を体内に取り込み、加齢とともに乱れがちな腸内環境を整えたほうが得策だと思います。

ミネラルウォーターを常備するなら「硬水」に

人が生きていくためにもっとも重要な飲料水。ご家庭でミネラルウォーターを定期購入されているという方も多いと思います。

ミネラルウォーターは大きく分けて国産と外国産があり、さまざまな水源地で採取された水が販売されています。味わいや価格はそれぞれに異なりますが、健康のことを考えるなら、私は硬度300mg／ℓ程度の、外国産のミネラルウォーターをおすすめします。

硬度とは、水に含まれるミネラルの量を示したものです。日本では一般的に、硬度100mg／ℓまでを軟水、101以上～300mg／ℓまでを中硬水、301mg／ℓ以上を硬水と分類されています。

皆さんご存じだと思いますが、日本のミネラルウォーターはほとんどが軟水です。

軟水はまろやかで飲み心地も良いのですが、カルシウムやマグネシウムの含有量が硬水に比べるとかなり低いのです。

たとえば、フランスの硬水の一例を挙げると、100㎖中カルシウムは8㎎、マグネシウムは2・6㎎ほど含まれています。日本の軟水の場合、カルシウムもマグネシウムも1㎎を切っているものが多いのです。

カルシウムとマグネシウムの1日推奨量は、年齢と性別によって異なりますが、カルシウムはおおよそ700㎎、マグネシウムは300〜350㎎ほど。こうしたミネラルはさまざまな食材からも摂れますが、意識していないと、どうしても不足しがちです。

もし、硬度300程度の硬水を飲料水として1日1ℓ飲んでいたら、それだけでカルシウム80㎎、マグネシウム26㎎が摂れることになります。推奨量にはまだまだ及びませんが、それでも毎日、確実にミネラルの摂取量を底上げできるのです。

ただし、硬度が500を超えるような超硬水は、飲み続けると腎機能に影響を及ぼす可能性があります。ラベルなどで硬度を確認してから購入するようにしましょう。

ビタミン、ミネラルが豊富な〝茶色の主食〟を選ぶ

主食は、私たちの大切なエネルギー源です。ごはんやパンから摂取した炭水化物は、食事から摂取したたんぱく質を分解・吸収して筋肉にする際にも働いているので、糖質ダイエットは私は全くおすすめできません。これからますます健康に気をつけたい中高年の方なら、なおさらです。

そして、どうせなら毎日食べるごはんやパンを〝茶色系〟にして、糖質だけではなくビタミン類やミネラル類の摂取量も上げていきましょう。

茶色系とは、ごはんなら玄米や赤米や黒米、パンならライ麦パンや全粒粉パンなどのこと。見た目がちょっと茶色の主食です。

左ページの表をご覧いただくと一目瞭然ですが、ミネラル類もビタミンB群も、多くが普通のごはん・パンに比べて茶色系のほうが勝っています。特にごはんは、すべ

食品名	重量（g）	エネルギー（kcal）	食物繊維総量（g）	カリウム（mg）	カルシウム（mg）	マグネシウム（mg）	鉄（mg）	亜鉛（mg）	ビタミンB1（mg）	ビタミンB2（mg）	葉酸（μg）
こめ[水稲めし]玄米	100	152	1.4	95	7	49	0.6	0.8	0.16	0.02	10
こめ[水稲めし]精白米、うるち米	100	156	1.5	29	3	7	0.1	0.6	0.02	0.01	3
こめ[水稲めし]赤米	100	150	3.4	120	5	55	0.5	1.0	0.15	0.02	9
こめ[水稲めし]黒米	100	150	3.3	130	7	55	0.4	0.9	0.14	0.04	19
こむぎ[パン類]角食パン、食パン	100	248	4.2	86	22	18	0.5	0.5	0.07	0.05	30
こむぎ[パン類]ライ麦パン	100	252	5.6	190	16	40	1.4	1.3	0.16	0.06	34
こむぎ[パン類]全粒粉パン	100	251	4.5	140	14	51	1.3	0.4	0.17	0.07	49

出典元：日本食品成分表2023八訂　医歯薬出版株式会社

ての数値で茶色系が上。パンもカルシウム以外はミネラル類もビタミンB群も茶色系が多いのです。

毎日食べる大事な主食です。これからは、栄養を摂るために茶色系を選んで購入するようにしましょう。

少食の人は、オートミールで食物繊維を

食生活が疎かになったり、少食になったりすると、どうしても不足しがちな食物繊維。野菜の摂取量が減ったり、主食の量が減ったりすることが主な要因です。

1日の食物繊維の摂取目標量は、おおよそ20g前後ですが、実際には、多くの日本人がこれに達していません。

そこで、一度試してほしいのが、オートミールです。

オートミール1食分30g（大さじ5程度）に含まれる食物繊維の量は2・8g。これは、ごはん1杯や6枚切り食パンよりも多いのです。

たとえば、レトルトのカレーやシチュー、具だくさんのスープなどを鍋に移し、そこにオートミールを加えて加熱すると、食物繊維をある程度補給できます。

もちろん、毎日の主食をオートミールに置き換えるのもおすすめです。

レタスを買うなら、サニーレタスを選びたい！

改めて言うまでもなく、ビタミン類や食物繊維が豊富で、栄養バランスを整えるために欠かせないのが野菜です。特に、β-カロテンをはじめ、さまざまな栄養素が多い緑黄色野菜をたっぷり摂ることは、健康を維持していくためにとても重要です。

緑黄色野菜とは、β-カロテンが可食部100g当たり600μg以上含んでいる野菜であり、ビタミン類やミネラル類など、栄養価が高いことが大きな特長です。

ただし例外もあり、ピーマンやトマトなど一部の野菜については、摂取量や摂取頻度などを勘案して緑黄食野菜としています。

そこで、野菜を買うときのちょっとしたコツを、ご紹介しておきましょう。

まず、レタスを買うなら、普通のレタスではなく、サニーレタスやリーフレタスを選んでください。左ページの表の通り、β-カロテンの量が桁違いに異なります。

食品名	重量（g）	エネルギー（kcal）	β-カロテン（μg）
［レタス類］レタス 土耕栽培、結球葉、生	100	11	240
［レタス類］サニーレタス 葉、生	100	15	2000
［レタス類］リーフレタス 葉、生	100	16	2300
［レタス類］レタス 水耕栽培、結球葉、生	100	13	710
［ねぎ類］根深ねぎ 葉、軟白、生	100	35	82
［ねぎ類］葉ねぎ 葉、生	100	29	1500
［ねぎ類］こねぎ 葉、生	100	26	2200
［ピーマン類］青ピーマン 果実、生	100	20	400
［ピーマン類］黄ピーマン 果実、生	100	28	160
［ピーマン類］赤ピーマン 果実、生	100	28	940
［ピーマン類］オレンジピーマン 果実、生	100	19	420

出典元：日本食品成分表2023八訂　医歯薬出版株式会社

同様に、ねぎを選ぶなら、葉ねぎや小ねぎを。こちらはβ-カロテンの量がなんと2桁違います。

ピーマンは、普通の青ピーマンのほか、赤ピーマンとオレンジピーマンがよいでしょう。黄ピーマンはβ-カロテンの含有量が少なめで、緑黄色野菜に含まれません。

もちろん、作る料理にもよりますが、どちらでもよい場合は、ぜひ緑黄色野菜のほうを購入するようにしましょう。

〔主な参考ホームページ〕

- 厚生労働省　「日本人の食事摂取基準」（2025年版）策定検討会報告書
- 農林水産省　「もっと知りたい！牛乳のチカラ」
- 東京都福祉局　「健康長寿のために」
- J－STAGE　「災害時の食と栄養」原田萌香
- アリナミン製薬株式会社
- エビアン

青春新書
PLAYBOOKS

人生を自由自在に活動《プレイ》する

人生の活動源として

いま要求される新しい気運は、最も現実的な生々しい時代に吐息する大衆の活力と活動源である。

文明はすべてを合理化し、自主的精神はますます衰退に瀕し、自由は奪われようとしている今日、プレイブックスに課せられた役割と必要は広く新鮮な願いとなろう。

いわゆる知識人にもとめる書物は数多く窺うまでもない。

本刊行は、在来の観念類型を打破し、謂わば現代生活の機能に即する潤滑油として、逞しい生命を吹込もうとするものである。

われわれの現状は、埃りと騒音に紛れ、雑踏に苛まれ、あくせく追われる仕事に、日々の不安は健全な精神生活を妨げる圧迫感となり、まさに現実はストレス症状を呈している。

プレイブックスは、それらすべてのうっ積を吹きとばし、自由闊達な活動力を培養し、勇気と自信を生みだす最も楽しいシリーズたらんことを、われわれは鋭意貫かんとするものである。

―創始者のことば―　小澤和一

著者紹介

森由香子〈もり　ゆかこ〉

管理栄養士。日本抗加齢医学会指導士。東京農業大学農学部栄養学科卒業。大妻女子大学大学院（人間文化研究科　人間生活科学専攻）修士課程修了。医療機関をはじめ幅広い分野で活動中。クリニックで、入院・外来患者の栄養指導、食事記録の栄養分析、ダイエット指導、フランス料理の三國清三シェフとともに病院食や院内レストラン「ミクニマンスール」のメニュー開発、料理本の制作などの経験を持つ。日本サルコペニア・フレイル学会会員・日本認知症予防学会会員・日本排尿機能学会会員・日本時間栄養学会会員。抗加齢指導士の立場からは、〈食事からのアンチエイジング〉を提唱し、「かきくけこ、やまにさち」®食事法の普及につとめている。

〈栄養指導〉https://mori-yukaco.com

60歳《さい》からの

「少食《しょうしょく》」でも病気《びょうき》にならない食《た》べ方《かた》　青春新書PLAYBOOKS

2025年2月25日　第1刷

著　者　森《もり》由《ゆ》香《か》子《こ》

発行者　小澤源太郎

責任編集　株式会社プライム涌光

電話　編集部　03(3203)2850

発行所　東京都新宿区若松町12番1号 〒162-0056　株式会社青春出版社

電話　営業部　03(3207)1916　振替番号　00190-7-98602

印刷・三松堂　製本・フォーネット社

ISBN978-4-413-21222-9